Dr. Michael Mosley

The New Fast Diet

GOLDMANN
Lesen erleben

Buch

Der Erfinder des Intervallfastens legt nach und liefert ein neues Ernährungsprogramm, das nicht nur eine schnelle Gewichtsabnahme verspricht, sondern auch direkt Blutwerte verbessert und das Wohlbefinden steigert. »The New Fast Diet« bietet maximale Flexibilität – an Fastentagen sind 800 Kalorien erlaubt und die Einteilung der Tage kann ganz individuell geplant werden. So bekommen Sie Ihren Stoffwechsel wieder in den Griff, ohne Ihre Ernährung komplett auf den Kopf stellen zu müssen.

Autor

Dr. Michael Mosley ist Arzt, Wissenschaftsjournalist und Autor zahlreicher Bestseller, darunter der Klassiker des Intervallfastens »The Fast Diet«. Er kreierte zahlreiche preisgekrönte Wissenschaftsdokumentationen und wurde von der British Medical Association zum »Medical Journalist of the Year« ernannt.

Außerdem von Dr. Michael Mosley im Programm

The Fast Diet – Das Original (auch als E-Book erhältlich)
Fast Fitness – Das Original (auch als E-Book erhältlich)
Clever essen für den Darm (auch als E-Book erhältlich)
Die 8-Wochen-Blutzucker-Diät (auch als E-Book erhältlich)

Dr. Michael Mosley

THE NEW FAST DIET

Besser Fasten – Mit mehr Kalorien schneller abnehmen

Vom Erfinder der »5:2 Diät«

Aus dem Englischen
von Stefanie Hutter

GOLDMANN

Die englische Originalausgabe erschien 2019 unter dem Titel
»The Fast 800« bei Short Books, London.

FSC www.fsc.org MIX Papier aus verantwortungsvollen Quellen FSC® C106600

Verlagsgruppe Random House FSC® N001967

Dieses Buch ist auch als E-Book erhältlich.

1. Auflage
Deutsche Erstausgabe Juni 2020

Umschlag: Uno Werbeagentur, München
Umschlagmotiv: © FinePic®, München und © Smith & Gilmour
Redaktion: Birthe Vogelmann
Rezeptfotos: © Smith & Gilmour
Satz: Uhl + Massopust, Aalen
Druck und Bindung: DZS Grafik, d.o.o.
Printed in Slovenia
GS · TW
ISBN 978-3-442-17860-5

Besuchen Sie den Goldmann Verlag im Netz

INHALT

EINLEITUNG

2012 schrieb ich zusammen mit der Journalistin Mimi Spencer ein Buch mit dem Titel *The Fast Diet*. Darin beschrieben wir die Grundsätze und gesundheitlichen Vorteile einer neuartigen Diät, des sogenannten Intervallfastens.

Wir boten dafür unterschiedliche Lösungen an, hauptsächlich ging es jedoch um die »5:2-Methode«, wie ich es nenne. Anstatt, wie bei einer Diät üblich, die Kalorien jeden Tag zu reduzieren, schlug ich einen einfacheren Weg vor: eine Reduktion auf etwa 600 Kalorien für Männer und 500 Kalorien für Frauen an zwei Tagen der Woche sowie normales Essen an den anderen fünf Tagen.

Die Botschaft kam an. *The Fast Diet* wurde rasch zu einem internationalen Bestseller, in 40 Sprachen übersetzt und von verschiedensten Menschen ausprobiert – von Ärzten ebenso wie Politikern, Promis und Nobelpreisträgern. Der Comedian und Gastgeber der Oscarverleihung Jimmy Kimmel nahm mit 5:2 etwas mehr als elf Kilo ab und hält dieses Gewicht, indem er weiterhin seine Kalorien an zwei Tagen der Woche reduziert. In einem Interview mit der Zeitschrift *Men's Journal* schilderte er, dass er dadurch die Freude am Essen wiedergefunden hätte.

Der Schauspieler Benedict Cumberbatch machte die Diät »für Sherlock«, wie er sagte.

Die Website des britischen Gesundheitssystems NHS hatte 5:2 ursprünglich als »Modediät« bezeichnet, schreibt aber nun in ihrem »Top Diets Review«: »Zwei Tage die Woche Diät zu halten ist leichter als sieben Tage, diese Ernährungsweise lässt sich also wohl eher erfolgreich umsetzen.«

Und dann weiter: »Eine kalorienbeschränkte Ernährung an zwei Tagen der Woche kann zu größeren Fortschritten bei Körperfett, Insulinresistenz und anderen chronischen Erkrankungen führen.«[1]

Von 5:2 zu der 8-Wochen-Blutzuckerdiät

Ich entdeckte das Intervallfasten, als sich bei einer Routineuntersuchung herausstellte, dass ich Typ-2-Diabetiker war. Der Arzt wollte mir Medikamente verschreiben. Ich war ziemlich schockiert, weil mein übergewichtiger Vater in seinen Fünfzigern zuckerkrank geworden war und relativ jung mit 74 an Folgeerkrankungen des Diabetes verstorben war. So wollte ich nicht enden.

Also machte ich mich auf die Suche nach einer nicht medikamentösen »Heilung« für meinen Diabetes. So hörte ich erstmals vom Ansatz des periodischen Fastens für Gewichtsabnahme und bessere Gesundheit allgemein. Das klang so interessant, dass ich die BBC zu einer naturwissenschaftlichen Dokumentation mit dem Titel *Eat, Fast, Live Longer (Iss, faste und lebe länger)* mit mir selbst als Versuchskaninchen überredete.

Ich probierte verschiedene Formen des Intervallfastens aus, bevor ich mich für 5:2 entschied. Mit dieser Methode nahm ich neun Kilo ab und brachte meinen Blutzucker ohne Medikamente wieder in den Normalbereich.

Einige Jahre später stieß ich auf die hochinteressante neue Forschungsarbeit von Professor Roy Taylor, Diabetes-Spezialist an der Universität Newcastle. Er erklärte mir, der Hauptgrund für die erfolgreiche Überwindung meines Diabetes wäre die deutliche und rasche Gewichtsabnahme gewesen. Er hatte in Studien gezeigt, dass bei einer Reduktion des Körpergewichts um mehr als zehn Prozent (die ich geschafft hatte) Fett aus der Leber und Bauchspeicheldrüse verschwindet und der Körper wieder gesund wird.

Als wir uns das erste Mal trafen, hatte Roy eben eine große Studie begonnen, in der er zu beweisen hoffte, dass eine rapide Gewichtsabnahme mit 800 Kalorien pro Tag nicht nur zu einer starken Gewichtsreduktion führen würde. Sie würde auch Typ-2-Diabetikern das Absetzen aller Medikamente und Erreichen normaler Blutzuckerwerte ermöglichen.

Das war ziemlich revolutionär, denn die meisten Ärzte hielten Typ-2-Diabetes für unheilbar und Medikamente für die einzige Form der Behandlung.

Roys Forschung wirkte auf mich so überzeugend, dass ich mit seiner Unterstützung ein zweites Buch schrieb, *Die 8-Wochen-Blutzuckerdiät.* In diesem Buch, das sich an Menschen mit Typ-2-Diabetes und Prädiabetes (erhöhte Blutzuckerwerte, aber noch nicht im diabetischen Bereich) richtet, beschrieb ich ein Programm für rapide Gewichtsabnahme durch Beschränkung der Kalorien auf 800 pro Tag. Auch dieses Buch wurde zum internationalen Bestseller, Tausende Menschen konnten mit dem Programm ihren Blutzucker ohne Medikamente in den Griff bekommen. Ärzte, Pflegefachkräfte und Diabetes-Spezialisten empfehlen es mittlerweile in der klinischen Praxis. Meine Frau Clare ist Allgemeinärztin und hat mit dieser Methode bereits das Leben hunderter Patienten zum Besseren verändert. Ein Patient nahm so viel ab, dass Clare ihn nicht wiedererkannte! Sie ist leidenschaftlich von der lebensverändernden Wirkung der Nahrung überzeugt und hat die Rezepte für dieses Buch erstellt.

Und was ist nun neu?

In erster Linie gibt es überraschende neue wissenschaftliche Erkenntnisse. In den Jahren seit *The Fast Diet* und *Die 8-Wochen-Blutzuckerdiät* habe ich jede Menge Forschungsergebnisse und Daten zu jedem Aspekt des Intervallfastens zusammengetragen.

Wissenschaftliche Studien brauchen viel Zeit. Die Ergebnisse der – 2014 begonnenen – großen Diabetes-Studie von Prof. Taylor wurden schließlich 2018 veröffentlicht, und ich bin hocherfreut, dass sie noch besser ausfielen als erwartet (siehe

Kapitel 4). Noch neuer sind zwei weitere große Studien, in denen sich die Vorteile einer rapiden Gewichtsabnahme mit 800 Kalorien pro Tag bei Nicht-Diabetikern zeigten. Außerdem wurden neue Studien zu den ganz allgemeinen gesundheitlichen Vorteilen von 5:2 durchgeführt.

Daher habe ich mich nach sechs Jahren nun entschlossen, meine ersten beiden Bücher zu überarbeiten und mit den wichtigsten Erkenntnissen aus der jüngsten Forschung zu einem leicht umzusetzenden Programm zu vereinen. Ich bezeichne dieses neue Programm als The New Fast Diet. 5:2 ist immer noch Bestandteil, beruht aber, unter anderem, auf etwas weniger harten Fastentagen mit 800 Kalorien. Es ist ein einfacher, wirkungsvoller Weg, Fett abzubauen und gesünder in die Zukunft zu starten.

The New Fast Diet

Es gibt verschiedene Möglichkeiten, The New Fast Diet umzusetzen. In Kapitel 7 werde ich Ihnen einige Optionen vorstellen, mit denen Sie das Programm auf Ihre Bedürfnisse, Ziele und Ihre Motivation zuschneiden können.

Gemeinsam ist all diesen Optionen, dass sie auf Fastentagen mit 800 Kalorien beruhen. Denn 800 ist die magische Zahl, wenn es um erfolgreiche Gewichtsabnahme geht – hoch genug und langfristig umsetzbar, aber niedrig genug, um einige günstige Stoffwechselveränderungen zu bewirken.

Wenn Sie den ersten Teil dieses Buches gelesen haben, müssen Sie entscheiden, wie intensiv Sie das Programm umsetzen wollen – also wie viele Tage mit 800 Kalorien Sie einbauen möchten und welche Anpassungen Sie im Verlauf vornehmen.

Für eine rapide Gewichtsabnahme sollten Sie, wenn dies für Sie unbedenklich ist (siehe Seite 89), 800 Kalorien für jeden Tag vorsehen. Dieses Schema hat sich als über Wochen und Monate hinweg unbedenklich umsetzbar erwiesen. Für diese Methode könnten Sie sich etwa entscheiden, wenn Sie viel abnehmen müssen; wenn Sie es eilig haben; wenn Sie Prädiabetes oder Typ-2-Diabetes haben; wenn Sie eine Fettleber haben; wenn Sie die Gewichtsabnahme mit Schwung angehen möchten; oder vielleicht, wenn die Gewichtsabnahme an einem toten Punkt angekommen ist.

Mit 800 Kalorien pro Tag können Sie in zwei Wochen etwa fünf Kilo, in vier Wochen neun Kilo und in acht Wochen 14 Kilo abnehmen, größtenteils Fett. Da die rapide Gewichtsabnahme oft als »Crash-Diät« bezeichnet wird, möchte ich Ihnen zeigen, wie man es richtig und ungefährlich macht.

Nicht jeder will oder kann sich langfristig an 800 Kalorien pro Tag halten. Ich schlage daher vor, dass Sie nach einigen Wochen rapider Gewichtsabnahme auf das, was ich als »neues 5:2« bezeichne, umsteigen. Die Kalorienbeschränkungen für die ursprüngliche Fast Diet – 500–600 Kalorien zweimal wöchentlich – stammten aus Humanstudien, hauptsächlich aber aus Untersuchungen an Tieren. Die Methode ist wirkungsvoll, war manchen aber etwas zu hart. Daher empfehle ich nun eine

Reduktion auf 800 Kalorien zweimal pro Woche. Werden Sie trotzdem rasch abnehmen? Ja, besonders, wenn Sie mit der rapiden Gewichtsabnahme beginnen und dann auf das neue 5:2 umsteigen.

Eine kohlenhydratarme Mittelmeerdiät

Die Speisepläne im hinteren Teil des Buches bieten reichlich sättigende und schmackhafte Gerichte für Tage mit 800 Kalorien. Sie alle basieren auf einer Mittelmeerdiät mit geringem Kohlenhydrat- und hohem Eiweißanteil.

Ich schätze diese Ernährungsweise vor allem deswegen, weil Sie damit Ihre Muskelmasse erhalten und vermeiden, dass der Stoffwechsel durch die Gewichtsabnahme langsamer arbeitet. Dadurch wird es wesentlich einfacher, das erreichte Gewicht langfristig zu halten. Außerdem müssen Sie bei dieser Ernährungsweise nicht auf ganze Nahrungsmittelgruppen verzichten, sie ist also viel leichter lebbar.

Aber vor allem sollen Sie bei The New Fast Diet die Freiheit haben, selbst zu experimentieren. Wir alle haben unterschiedliche Bedürfnisse und Anforderungen in unserem Leben. Meine Methode basiert auf neuester Forschung, ist aber gleichzeitig sehr pragmatisch. Letztendlich ist jene Diät die beste für Sie, die Sie durchhalten und in Ihr Leben integrieren können.

Weitere Elemente der New Fast Diet

Ich möchte hier einige weit verbreitete Missverständnisse über Diät und Gewichtszunahme ausräumen und Sie auf den neusten Stand der Wissenschaft bringen. Aber ich möchte Ihnen auch eine relativ neue Form des Intervallfastens vorstellen, das sogenannte Time Restricted Eating (TRE), also die zeitlich begrenzte Nahrungsaufnahme.

TRE hat das Internet im Sturm erobert, insbesondere bei den körperbewussten Unter-Dreißigjährigen. Dabei werden die gesamten Kalorien innerhalb eines bestimmten Zeitfensters, meist acht bis zwölf Stunden, aufgenommen. So verlängert sich der normale nächtliche Fastenzeitraum (die Zeit, wenn Sie schlafen und nicht essen), der Körper hat mehr Gelegenheit, Fett zu verbrennen und wichtige Reparaturen vorzunehmen.

TRE ist nicht als Alternative zu 5:2, sondern vielmehr als Ergänzung anzusehen. Um TRE wird es in Kapitel 2 noch vertiefend gehen.

Ich werde auch über die Bedeutung der Ketose schreiben, bei der der Körper von der Energiegewinnung aus Zucker auf die Verbrennung von Fetten in Form von Ketonkörpern umsteigt. Sie ist der Schlüssel zum Erfolg des Intervallfastens. Sie hat sich auch als überraschend gut für Körper und Gehirn herausgestellt. Aber man muss es richtig machen.

Nicht nur eine Frage der Eitelkeit

Es gibt gute Gründe für Intervallfasten weit über eine Gewichtsabnahme hinaus (und sie werden später behandelt). Am meisten profitieren werden wahrscheinlich Personen, die derzeit übergewichtig sind, besonders wenn sich das Gewicht um die Körpermitte konzentriert (als inneres, viszerales Fett).

Verständlicherweise werden Diäten sehr kritisch gesehen, weil sie niemals funktionieren und außerdem immer nur von der Eitelkeit diktiert werden, oder?

Es gibt jede Menge nutzloser Diäten, keine Frage – ich werde Sie hoffentlich überzeugen können, dass diese hier anders ist. Was die Eitelkeit angeht, nun, der Wunsch, besser auszusehen, ist nur allzu verständlich. Der wahre Grund für The New Fast Diet ist aber Ihre Gesundheit. Schon relativ geringe Veränderungen können einen großen Unterschied bewirken.

Studien zeigen, dass bei Übergewichtigen oder Fettleibigen schon eine Reduktion des Körpergewichts um fünf Prozent Folgendes bewirkt:

- Senkung des Blutdrucks und der Blutfette (Triglyzeride), was Ihr Risiko für Herzinfarkt oder Schlaganfall signifikant verringert.
- Reduktion des Krebsrisikos. Zu viel Fett im Körper führt zur Ausschüttung von Hormonen und entzündungsfördernden Substanzen, die Krebs begünstigen. Laut »Cancer Research

UK« gibt es bei vielen Krebserkrankungen eine Verbindung zu Übergewicht oder Fettleibigkeit, so auch bei den häufigen Arten Brust- und Darmkrebs.

- Besserer Schlaf. Wenn ich zunehme, merke ich das nicht nur an meiner Körpermitte, sondern auch am Hals. Fett am Hals erhöht die Wahrscheinlichkeit, dass Sie schnarchen (was den Schlaf des Partners/der Partnerin stört), und vor allem die Wahrscheinlichkeit für ein obstruktives Schlafapnoe-Syndrom, bei dem die Atmung im Schlaf einfach aussetzt. 2014 zeigte eine Studie, dass Menschen, die eine Gewichtsabnahme von mindestens fünf Prozent erzielten, etwa 20 Minuten länger und insgesamt besser schliefen.
- Senkung des Risikos für Typ-2-Diabetes. In einer großen Studie war das Risiko, an Typ-2-Diabetes zu erkranken, bei Personen mit Prädiabetes (erhöhte, aber noch nicht diabetische Blutzuckerwerte), die fünf Prozent ihres Körpergewichts abnahmen, um 58 Prozent geringer als bei jenen, die nicht abnahmen.
- Verbesserter Sexualtrieb. Sie fühlen sich nicht bloß begehrenswerter, hormonelle Veränderungen und die bessere Durchblutung der Geschlechtsorgane tun das Ihrige.

Super Size Me

Normalerweise empfehle ich nur Dinge, die ich selbst ausprobiert habe, denn nur so kann ich wissen, wie praxistauglich (oder eben nicht) meine Vorschläge sind.

Als ich mit den Recherchen für dieses Buch begann, fragte ich mich, was wohl geschehen würde, wenn ich meine Grundsätze beiseiteließe und etwas zulegte, um dieses Gewicht dann mit The New Fast Diet wieder abzunehmen.

Das tat ich dann auch. Ich übertrieb es nicht, aß aber doch mehr Brot und Pasta und auch mehr Snacks. Anfangs machte das nicht viel Unterschied. Mein Körper war offensichtlich mit seinem neuen, geringeren Gewicht glücklich und nicht bereit, es so schnell aufzugeben. Doch nach etwa einem Monat begann ich zuzunehmen. Ich brauchte fast vier Monate, um sechs Kilo zuzulegen. Bis dahin waren meine Blutzuckerwerte beinahe im diabetischen Bereich, mein Blutdruck hatte den Grenzwert überschritten, ich schlief sehr schlecht, war träge und launisch. Sie können sich das Ergebnis auf thefast800.com ansehen.

Meine Frau Clare machte mir klar, dass es reichte. Also begann ich mit The New Fast Diet – mit dramatischen Ergebnissen (siehe Seite 168).

Mein Hintergrund

Ich habe in London Medizin studiert, arbeite aber seit vielen Jahren als Wissenschaftsjournalist für Zeitungen und das Fernsehen. Ich sehe meine Aufgabe vor allem in meinen Bemühungen, komplexe und oft widersprüchliche Gesundheitsthesen begreiflich zu machen.

Dadurch habe ich regelmäßig Kontakt zu führenden Ärzten, Gewichtsabnahmespezialisten und Ernährungswissenschaftlern aus der ganzen Welt. Aus Kooperationen mit einigen dieser Wissenschaftler gingen Originalarbeiten hervor, besonders im Bereich Ernährung und Gesundheit.

Alles, was ich schreibe, basiert auf neuesten wissenschaftlichen Erkenntnissen – dieses Buch wurde erst möglich, weil sich viele schwerbeschäftigte Wissenschaftler die Zeit nahmen, mir von ihren neuesten Erkenntnissen zu berichten – und Sie werden am Ende des Buches unzählige Verweise auf wissenschaftliche Studien finden. Sie müssen sie nicht alle lesen, aber Sie können meine Behauptungen damit jederzeit überprüfen.

Für all jene, die sich über die vielen widersprüchlichen Gesundheitsthesen in den Medien wundern, gibt es im hinteren Teil des Buches einen Abschnitt über die Beweiskraft unterschiedlicher Studien (siehe Seite 264). Dort wird erklärt, was eine randomisierte kontrollierte Studie ist und warum sie mehr Beweiskraft besitzt als behördliche Empfehlungen, Tierstudien oder Fall-Kontrollstudien.

Außerdem finden Sie im ganzen Buch immer wieder Fallstudien und Berichte von Menschen, die sich an mich gewandt haben, um Tipps weiterzugeben und von ihren Fortschritten zu erzählen.

Ich finde es äußerst hilfreich, auf eine Website mit einer aktiven Community zurückgreifen zu können. Das bedeutet nicht nur gegenseitige Unterstützung, sondern auch regelmäßiges Feedback aus der Praxis.

Wir sind gesellige Wesen, Gewichtsabnahme und gesündere Gewohnheiten fallen uns in Gesellschaft wesentlich leichter. Es ist hinreichend bewiesen, dass die Erfolgschancen durch Unterstützung umso größer sind, daher bieten wir auf thefast800.com ein interaktives Online-Programm an mit Ratschlägen, Rezepten, Speiseplänen und Optionen zur Fortschrittserfassung. Machen Sie doch mit!

KAPITEL 1

WARUM WIR ZUNEHMEN

Wer abnehmen möchte, sollte zunächst wissen, warum wir überhaupt übergewichtig werden. Die offensichtliche Erklärung: »weil wir zu viel essen und uns zu wenig bewegen«. Aber sie greift zu kurz. Das ist, als ob Ihnen Ihr Tennislehrer erklärte, um Ihr Spiel zu verbessern, müssten Sie »einfach nur mehr Punkte machen als der Gegner«. Stimmt zwar, hilft aber nicht wirklich.

Warum hat die Fettleibigkeit in den letzten 40 Jahren weltweit explosionsartig zugenommen?

Dafür gibt es jede Menge einleuchtende Erklärungen, zunehmende Ängste, Stress, Schlafmangel und weniger Bewegung, aber ganz oben auf meiner Liste stehen mehr Snacks und die Tatsache, dass wir wesentlich mehr Junkfood essen – nicht bloß mehr Cola, Kuchen und Süßigkeiten, sondern leicht verwertbare Kohlenhydrate, die seit 1980 um sage und schreibe 20 Prozent gestiegen sind.[2] Diese Lebensmittel enthalten sehr viele Kalorien und machen abhängig (siehe Seite 29 ff.). Sie enthalten Unmengen an Zucker und industriell bearbeiteten Fetten und richten beträchtlichen Schaden im Hormonhaushalt an, und zwar vor allem was das Hormon Insulin angeht.

Kohlenhydrate und Insulin

Das Problem mit den Kohlenhydraten, besonders den rasch verwertbaren Kohlenhydraten in Junkfood, weißem Reis und den meisten Brotsorten, besteht darin, dass diese im Darm rasch aufgespalten werden und als Zuckerschub in die Blutbahn gelangen. Das Ergebnis ist sofortige Energie und ein kurzes »Zuckerhoch«, das Wohlgefühl erzeugt. Der viele Zucker im Blut schädigt jedoch Blutgefäße und Nerven und ist gar nicht gut für den Körper.

Daher reagiert die Bauchspeicheldrüse mit der Ausschüttung des Hormons Insulin. Aufgabe des Insulins ist vor allem, dafür zu sorgen, dass der hohe Blutzuckerspiegel wieder in den Normalbereich sinkt. Es veranlasst energiehungrige Zellen, etwa in den Muskeln und im Gehirn, Zucker aufzunehmen.

Wenn wir ständig für Zuckernachschub sorgen und dabei wenig Kalorien verbrennen, reagiert der Körper immer weniger auf dieses Insulin. Die Bauchspeicheldrüse muss mehr und mehr Insulin produzieren. Aber das ist, als würde man Kinder anschreien. Je mehr man schreit, desto weniger hören die Kinder.

Nun passieren zwei schlimme Dinge:

1. Die Fettzellen vergrößern und entzünden sich, wenn der Körper versucht, mehr und mehr Energie dort unterzubringen. Irgendwann ist die »persönliche Fettschwelle« erreicht. Es gibt keine Möglichkeit mehr, Fett unschädlich zu speichern, es breitet sich auf die inneren Organe aus, etwa die Leber. So stellen die Franzosen Foie gras (deutsch Stopfleber), ihre berühmte Leberdelikatesse, her. Gänse werden mit so viel Maisbrei zwangsernährt, dass deren Leber bald einen sehr hohen Fettanteil hat. Dieses »viszerale Fett« – das auch in die Bauchspeicheldrüse eindringt und das Herz einhüllt – ist wesentlich gefährlicher als Fett an Po und Oberschenkeln. Es ist Ursache für das sogenannte metabolische Syndrom, das wiederum zu Herzerkrankung, Diabetes und Demenz führt. Wenn Sie einen Blick darauf werfen möchten, gehen Sie auf thefast800.com. Dort finden Sie ein Bild von meinem Körperinneren vor meiner Gewichtsabnahme. Nichts für schwache Nerven!
2. Trotz eines Übermaßes an Körperfett sind wir *die ganze Zeit* hungrig. Das liegt daran, dass der Insulinspiegel nun sehr hoch ist und die kontinuierliche Fettspeicherung begünstigt. Das bedeutet aber auch, dass weniger Brennstoff für den Rest des Körpers vorhanden ist.

Es ist, als würde man ständig Geld auf ein Bankkonto einzahlen, könnte es aber nur sehr schwer abheben. Man hat Geld, kann es aber nicht verwenden. Ein hoher Insulinspiegel hindert den Körper daran, auf die eigenen Fettvorräte zuzugreifen.

Wir tragen also jede Menge Energie in Form von Speicherfett mit uns herum, unsere Muskeln und unser Gehirn können es aber kaum verwerten. Veranlasst durch den Brennstoffmangel fordert unser Gehirn uns auf, mehr zu essen. Und das tun wir auch. Doch weil der hohe Insulinspiegel die Fettspeicherung begünstigt, werden wir dicker und bleiben hungrig.

Ein Gewichtsproblem ist also nicht unbedingt auf mangelnde Willenskraft oder Gier zurückzuführen. Es ist viel eher anzunehmen, dass eine Insulinresistenz besteht und zu viel Insulin im Körper unterwegs ist, wie das bereits bei einem Drittel aller Amerikaner der Fall ist.

Das klingt verrückt? Was ich hier beschreibe, beruht auf der Arbeit weltweit führender Stoffwechselspezialisten.

Dr. Robert Lustig, ein berühmter Kinderendokrinologe, der Tausende übergewichtige Kinder behandelt hat, weist in seinem ausgezeichneten Buch *Fat Chance* darauf hin, dass Wissen über Insulin Voraussetzung für Wissen über Adipositas ist. »Insulin schiebt Zucker in die Fettzellen ab. Es lässt die Fettzellen wachsen. Je mehr Insulin, desto mehr Fett.« Dr. Lustig führt das auf die moderne Ernährung zurück, die reichlich Zucker und leicht verwertbare Kohlenhydrate enthält. Diese Sichtweise wird von vielen anderen Adipositasfachleuten, wie Dr. David Ludwig, einem Kinderarzt an der Harvard Medical School, und Dr. Mark Friedman, Leiter der »Nutrition Science Initiative« in San Diego, geteilt.

Die Erklärung von Ludwig und Friedman lautet: »Die steigende Menge und industrielle Bearbeitung von Kohlenhydraten in der amerikanischen Ernährung lässt bei vielen Menschen den Insulinspiegel ansteigen, die Fettzellen übermäßig viel Fett speichern und biologische Reaktionen einsetzen, die Adipositas begünstigen. Ein hoher Verzehr von leicht verwertbaren Kohlenhydraten – Chips, Crackern, Kuchen, Erfrischungsgetränken, gezuckerten Zerealien, aber auch weißem Reis und Weißbrot – lässt das Körpergewicht in der gesamten Bevölkerung ansteigen.«[3]

Weitere Folgen eines erhöhten Insulinspiegels

Insulinresistenz und die daraus folgende konstant hohe Insulinproduktion rufen nicht nur ständigen Hunger hervor, sie tragen auch zu vielen anderen Krankheiten bei. Sie erhöhen das Risiko für Demenz, Brust- und Darmkrebs, tragen zu Bluthochdruck und hohen Cholesterinwerten bei. Bei Frauen führt ein erhöhter Insulinspiegel zu Akne, Stimmungsschwankungen, übermäßigem Haarwuchs, Zyklusstörungen (polyzystischem Ovarialsyndrom) und Unfruchtbarkeit.

Die gute Nachricht lautet, wenn Sie Ihre Ernährung umstellen und Gewicht abnehmen, normalisiert sich der Insulinspiegel. Cassie, Krankenschwester und Typ-2-Diabetikerin, nahm mit der 8-Wochen-Blutzuckerdiät – deren Grundsätze in The New Fast Diet einfließen – 20 Kilo ab. Sie konnte nicht nur alle Medikamente absetzen, sie wurde bald darauf nach vielen Jahren des Wartens mit Zwillingen schwanger.

»Sie haben mich nicht nur von der Tyrannei des Essens befreit, sondern auch dieses kleine Wunder ermöglicht, auf das ich schon nicht mehr zu hoffen gewagt hatte.«

Der unaufhörliche Aufstieg des Junkfood

Dass wir heute so viele und so häufig stark bearbeitete, leicht verwertbare Kohlenhydrate essen, ist kein Zufall. Das ist eine unbeabsichtigte Folge der Anti-Fett-Kampagne, dem größten und vermutlich verheerendsten gesundheitspolitischen Experiment aller Zeiten.

All das begann im Jahr 1957, dem Jahr meiner Geburt, als die immens einflussreiche American Heart Association beschloss, eine Kampagne zur Reduktion des Fettverzehrs zu starten. Sie hatten es damals nicht auf den Wohlstandsbauch abgesehen, sondern wollten etwas für die Herzgesundheit tun. Man war überzeugt, dass gesättigtes Fett Herzerkrankung verursachte, also hatte für Steak, Butter und Käse das letzte Stündchen geschlagen. Angesagt waren Nudeln, Reis, Kartoffeln und Gemüse.

Das war zumindest der Plan.

Mit Millionen Dollar an Regierungsgeldern bewirkte die Anti-Fett-Kampagne tatsächlich etwas. Im Verlauf der nächsten

Jahrzehnte reduzierten die Amerikaner den Verzehr tierischer Fette, wie Milch, Butter und Sahne, um immerhin 20 Prozent.[4] Sie ersetzten diese Fette jedoch nicht durch gesundes Obst und Gemüse. Stattdessen aßen die Menschen immer mehr industriell bearbeitete Lebensmittel, die von der Nahrungsmittelindustrie nachdrücklich als »fettarm« oder »fettfrei« beworben wurden. Unter dem Vorwand, die Nahrung »gesünder« zu machen, verwendeten die Hersteller jede Menge bearbeitete Pflanzenfette (etwa Margarine) und billige Kohlenhydrate, vor allem Zucker. Und mit dem sinkenden Verzehr von Milchfett nahm der Anteil der leicht verwertbaren Kohlenhydrate immer mehr zu, die Fettleibigkeit griff um sich.

Als ich in den 1980er-Jahren Medizin studierte, stand fest, dass Fett unbedingt zu meiden war. Wer Fett aß, würde selbst fett. Fett, vor allem gesättigtes Fett, würde die Arterien verstopfen, so wie es einen Küchenabfluss verstopfte.

Ich war schlank und sportlich, aß aber relativ viel gesättigtes Fett in Form von Milch, Fleisch und Butter. In meiner Familie gab es Herzerkrankungen und Schlaganfälle, und bei meinem Vater war kurz zuvor Diabetes diagnostiziert worden. Zeit zu handeln!

Eifrig überredete ich meinen übergewichtigen Vater zu einer fettarmen Ernährung (es klappte nicht) und nervte meine Mutter, bis sie von Butter auf Margarine umstieg. Zum Frühstück gab es anstelle von Eiern nun Zerealien. In den Kaffee kam wenig Magermilch. Joghurt war prinzipiell fettarm.

Wurde ich dadurch gesünder? Nicht wirklich. In den folgenden Jahrzehnten nahm ich etwa 13 Kilo zu, mein Körperfettanteil erreichte stattliche 28 Prozent, der Cholesterinspiegel schnellte hoch, und ich erkrankte an Typ-2-Diabetes.

Das Problem war, dass ich nun zwar weniger Fett, aber wesentlich mehr Kohlenhydrate aß. Wäre ich auf gesunde, komplexe Kohlenhydrate mit reichlich Ballaststoffen umgestiegen, also Gemüse und Vollkorn, wäre das vermutlich gut gegangen. Stattdessen tat ich, was man mir sagte, und lud meinen Teller voll mit Stärkelieferanten wie Brot, Reis und Kartoffeln.

Was ich nicht bedachte – man lernt im Medizinstudium nicht viel über Ernährung – war die Wirkung dieser Nahrungsmittel auf meinen Körper. Pellkartoffeln erhöhen den Blutzucker ebenso rasch wie reiner Zucker (ich habe es ausprobiert!). Wer Kartoffeln mit Fett in Form von Käse oder Butter kombiniert, verzögert die Resorption der Kohlenhydrate, der Zuckeranstieg verläuft langsamer und weniger extrem. Welch Ironie!

Ich hatte auch nicht damit gerechnet, dass Kohlenhydrate, vor allem in raffinierter Form, wesentlich schlechter sättigen als Fett oder Eiweiß. Wenn man zum Frühstück eine Schale Zerealien isst, stellt sich nach wenigen Stunden wieder Hunger ein. Also greift man zu einem Snack. Ich war bei meiner kohlenhydratreichen Ernährung ständig hungrig und aß einen Snack nach dem anderen. Meine überforderte Bauchspeicheldrüse musste die ganze Zeit Insulin produzieren – was mich, wie wir gesehen haben, dicker und dicker machte.

Warum uns Snacks dick machen

Früher einmal war essen zwischen den Mahlzeiten ein Tabu. In den 1970er-Jahren, vor der modernen Adipositaskrise, lagen bei Erwachsenen durchschnittlich viereinhalb Stunden zwischen den Mahlzeiten, Kinder mussten etwa vier Stunden durchhalten. Aber das ist, wie die Schlaghosen, längst Geschichte. Der Abstand zwischen den Mahlzeiten hat sich nun auf dreieinhalb Stunden bei Erwachsenen und drei Stunden bei Kindern verringert, wobei Getränke und Naschen hier nicht berücksichtigt sind.

Vorherrschend ist die Überzeugung, »wenig und oft« zu essen wäre gut. Das ist eine Erfindung der Snack-Hersteller, und sie wurde und wird tatsächlich von einigen Ernährungswissenschaftlern begrüßt. Man argumentiert, es wäre besser, viele kleine Mahlzeiten – bis zu sechs am Tag (also Frühstück, Mittagessen und Abendessen sowie Vormittags- und Nachmittagssnack und Spätimbiss) – zu essen, weil man dann nicht hungrig wird und nicht zu fettreichem Junkfood greift. Das ist die Theorie. Die Realität sieht anders aus.

Wir essen nicht nur etwa 180 Kalorien pro Tag mehr in Form von Snacks als vor 30 Jahren – nicht wenig in Form von süßen Milchgetränken und Smoothies – sondern auch mehr zu den traditionellen Mahlzeiten, im Durchschnitt um 120 Kalorien mehr pro Tag. Je mehr wir zwischendurch essen, desto mehr essen wir insgesamt – kurz zusammengefasst.

Ganztägiges Essen, vom Aufstehen bis zum Schlafengehen,

ist mittlerweile so normal, dass das genaue Gegenteil beinahe schockierend wirkt. Nämlich das Fasten. Mehr dazu im nächsten Kapitel.

Nahrungsmittelabhängigkeit

Die Adipositasepidemie unserer Tage wurde nicht durch einen kollektiven Zusammenbruch der Selbstdisziplin in den späten 1970er-Jahren ausgelöst. Sie entwickelte sich, weil Nahrungsmittelhersteller immer durchtriebenere Methoden finden, uns zum Kauf ihrer Produkte zu veranlassen. Wie die Tabakindustrie wissen sie sehr gut, wie man Kunden fängt und hält.

Junkfood macht natürlich nicht in der gleichen Weise abhängig wie Kokain, es gibt aber schon Gemeinsamkeiten. Die Befriedigung, die es erzeugt, ist normalerweise von sehr kurzer Dauer. Es gibt einen gewissen Zwang. Wir essen Junkfood, obwohl wir wissen, dass es uns nicht guttut. Wir essen es, weil wir uns nicht zurückhalten können. Die Anbieter von Junkfood sprechen gerne davon, dass »ein klein wenig von allem« oder »alles in Maßen« in Ordnung ist. Von Arsen kann man das nicht behaupten.

Ich liebe Schokolade, besonders Milchschokolade. Mein Verlangen nach Schokolade hat mit Hunger nichts zu tun. Manchmal kann ich mit einem Bärenhunger durch den Supermarkt spazieren und ohne Probleme am Regal mit all den Schokoladen vorbeigehen. Und dann gibt es Zeiten, vor allem spätabends, in denen ich durch die Küche schleiche und verzweifelt nach Schokolade suche, die Clare dort irgendwo versteckt haben könnte.

Einmal kaufte ich bei einer Autobahntankstelle eine Tafel Schokolade, warf sie auf den Rücksitz, damit ich sie nicht sofort verschlang, und hielt dann bei der nächsten Tankstelle an, um die Schokolade zu essen. Ein andermal brach ich eine Tafel Schokolade in Stücke und warf sie in den Abfalleimer, nur um sie Minuten später wieder herauszuholen. Ein echter Tiefpunkt war das Osterei meiner sechsjährigen Tochter, das mir zum Opfer fiel.

Ich sehe dieses Verhalten nicht als normal an.

Dieser Heißhunger ist spätabends am schlimmsten, wenn ich müde bin, aber auch bei Stress, Kummer oder einfach Langeweile. Ich habe es mit dunkler Schokolade versucht, aber sie erfüllt nicht dieselben emotionalen Bedürfnisse. Ich bin Schokoholiker und werde es wohl immer sein.

Welche Nahrungsmittel machen am stärksten abhängig und warum?

Manche Menschen behaupten, Zucker würde abhängig machen. Aber überlegen Sie einen Augenblick. Ich liebe Süßigkeiten, aber nicht einmal ich falle über die Zuckerdose her.

Vor einiger Zeit versuchte ich, eine kleine Schale Zucker zu essen, aber ich fand ihn schon nach einem halben Esslöffel widerlich. Ich werde das Experiment nicht wiederholen.

Was zeichnet abhängig machende Nahrungsmittel aus?

Forscher der Universität Michigan wollten das 2015 herausfinden.[5] Sie suchten sich 120 Studenten, boten ihnen 35 verschiedene Nahrungsmittel an und baten sie dann, die »Yale Food Addiction Scale« auszufüllen, einen Fragebogen zur Bewertung abhängig machender Nahrungsmittel. Die Nahrungsmittel wurden von den Studenten dann gereiht.

Wenig überraschend wurde die Liste der »abhängig machenden Nahrungsmittel« von Schokolade angeführt, es folgten Eiscreme, Pommes frites, Pizza, Kekse, Chips, Kuchen, gebuttertes Popcorn und Cheeseburger.

Irgendwo in der Mitte waren Käse, Speck und Nüsse zu finden, ganz unten landeten Lachs, Naturreis, Gurke und Brokkoli.

Wenn Sie sich die folgende Liste ansehen, was fällt Ihnen auf? Auffallend ist, dass stark abhängig machende Nahrungsmittel immer stark bearbeitet sind, sehr rasch resorbiert werden und für einen beinahe sofortigen Dopaminschub (das Belohnungshormon) sorgen. Und natürlich handelt es sich um Nahrungsmittel, für die sehr viel Werbung gemacht wird, vor allem bei Kindern.

Was sie aber vor allen anderen auszeichnet, ist das Verhältnis Fette zu Kohlenhydraten. Nicht irgendein Verhältnis. Grob gesagt weisen sie alle, ob Schokolade oder Chips, Kuchen oder Cheeseburger, ein Verhältnis von einem Gramm Fett zu zwei Gramm Kohlenhydraten auf. Dieses Verhältnis finden wir offenbar unwiderstehlich.

Das Verhältnis 2:1

pro 100 g	Fett	Kohlen-hydrate	Kalorien
Milchschokolade	30 g	58 g	534
Eiscreme	12 g	24 g	200
Pommes frites	15 g	32 g	270
Pepperoni-Pizza	10 g	30 g	266
Chips	30 g	50 g	536
Rührteigkuchen	26 g	52 g	460
Gebuttertes Popcorn	30 g	56 g	546
Cheeseburger	14 g	30 g	303

Wie Sie sehen, ist es nicht immer genau ein Verhältnis 2:1, aber annähernd. Warum ist das so? Einer der Gründe, dass wir dieses Verhältnis so anziehend finden, ist wohl, dass es das erste Nahrungsmittel auszeichnet, das wir je zu uns nahmen – Muttermilch. 100 Milliliter Muttermilch enthalten etwa vier Gramm Fett und acht Gramm Kohlenhydrate, sie ist also überraschend süß.

Milch ist tatsächlich eines der wenigen natürlichen Nahrungsmittel, die viel Fett und viel Kohlenhydrate enthalten. Fleisch enthält viel Fett und Eiweiß, aber kaum Kohlenhydrate, Gemüse kann einen hohen Kohlenhydratanteil aufweisen, enthält aber kaum Fett.

Und wir sind nicht die einzigen in der Natur, die zu dieser Killerkombination schwer nein sagen können. Laborratten fressen, wenn man ihnen reichlich Fett oder reichlich Kohlenhydrate getrennt anbietet, gerade so viel, dass sie ihr Körpergewicht halten. Bietet man ihnen aber unbeschränkt Futter an, das sowohl Fette als auch Kohlenhydrate enthält, fressen sie sich dick und rund.

Nahrungsmittelhersteller kennen diesen wunden Punkt natürlich und nutzen ihn zur Verkaufsförderung. Dieses Wissen ändert zwar nichts an den Zwängen, lässt Sie aber zumindest begreifen, warum Sie solches Verlangen nach Nahrungsmitteln haben, die schlecht für Sie sind, und hilft Ihnen, sich dagegen zu wehren. Seit ich meinen Kindern erzählt habe, was »Big Food« alles anstellt, um uns zu ködern, ist ihre Begeisterung für diverse Fastfood-Anbieter deutlich gesunken.

Sind Sie von einem bestimmten Nahrungsmittel abhängig?

Machen Sie diesen kurzen Test und finden Sie heraus, wie abhängig Sie von einem bestimmten Nahrungsmittel sind. Bei mehr als drei Ja wird es brenzlig. Ich versuche, Eiscreme und Chips zu meiden, weil ich weiß, dass ich nicht aufhören kann. Mein einziges echtes Problemkind auf der Abhängigkeitsliste ist Schokolade.

Beim Gedanken an Schokolade beantwortete ich die Fragen 1, 2, 3, 4, 7, 9 und 10 mit Ja. Womit ich auf sieben komme.

Mir fällt kein anderes Nahrungsmittel ein, bei dem ich mehr als zwei erreichen würde.

1. Wenn ich von diesem Nahrungsmittel esse, kann ich nicht aufhören und esse unweigerlich mehr als beabsichtigt.
2. Bei diesem Nahrungsmittel esse ich weiter, auch wenn ich nicht mehr hungrig bin.
3. Ich esse, bis mir übel wird.
4. Bei Stress habe ich Heißhunger auf dieses Nahrungsmittel.
5. Wenn es nicht greifbar ist, setze ich mich ins Auto und fahre zum nächsten Laden, wo es angeboten wird.
6. Ich setze dieses Nahrungsmittel ein, um mein Wohlbefinden zu steigern.
7. Ich verstecke dieses Nahrungsmittel, damit auch Nahestehende nicht wissen, wie viel ich davon esse.
8. Sein Verzehr erzeugt Ängste, Selbsthass und Schuldgefühle.
9. Auch wenn der Genuss kaum noch wahrnehmbar ist, esse ich weiter.
10. Ich habe vergeblich versucht, dieses Nahrungsmittel aufzugeben.

Zählen Sie Ihre Ja-Antworten. Je öfter Sie mit Ja antworteten, desto abhängiger sind Sie von Kohlenhydraten. Mehr über das Thema Heißhunger und wie man damit fertigwird lesen Sie in Kapitel 7.

Zusammenfassend:

- Dass wir mehr Snacks und Junkfood essen, ist kein Zufall: Junkfood enthält reichlich Fett, Zucker und Salz. Es ist darauf ausgelegt, Heißhunger zu erzeugen.
- Der Verzehr vieler leicht verwertbarer Kohlenhydrate – in Form von Weißbrot, Reis und Nudeln sowie Junkfood – lässt die Bauchspeicheldrüse fortwährend Insulin ausschütten.
- Ein hoher Insulinspiegel hält uns hungrig und lässt uns beständig essen.
- Wenn Sie sich an mein Programm halten, reduzieren Sie nicht nur Ihr Gewicht, sondern auch Ihren Insulinspiegel. Sie fühlen sich weniger hungrig und werden noch zahlreiche andere Verbesserungen wahrnehmen.

KAPITEL 2

INTERVALLFASTEN IST EIN AUSGEREIFTER ANSATZ

Das Programm, das ich in diesem Buch empfehle, beruht auf zahlreichen wissenschaftlichen Studien, dem Feedback hunderter erfolgreicher Intervalldiät-Fans und Gesprächen mit vielen Gewichtsabnahmespezialisten. Es ist auf maximalen Nutzen und möglichst einfache Umsetzung ausgelegt. Doch jeder Mensch ist anders, daher dürfen Sie gerne ausprobieren, welche Methode oder Methoden sich für Sie bewähren.

Bevor Sie loslegen, sollen Sie auch wissen, was Intervallfasten bewirken kann. Hier geht es nicht nur um Gewichtsabnahme, sondern um Gesundheit – die verringerte Entzündungsneigung, Ihr Risiko für Herzerkrankung, den gesunden Darm und vieles mehr. Daher werden wir in diesem Kapitel tief in den wissenschaftlichen Hintergrund verschiedener Formen des Intervallfastens eintauchen, deren Stärken und Schwächen bewerten.

Die KRONies

Wie in der Einleitung bereits erwähnt, ist Intervallfasten mittlerweile ziemlich populär. Als ich mich 2012 erstmals mit dieser Ernährungsform auseinandersetzte, galt es noch als exzentrisch und gefährlich. Das öffentliche Interesse war noch nicht geweckt, es gab nur wenige Humanstudien. Und kaum ein Promi wagte sich daran. Die meisten Menschen, die fasteten, ob in Intervallen oder anders, taten dies aus religiösen Gründen, weil sie Bodybuilder oder Anhänger der New-Age-Bewegung waren. Oder eben KRONies (Kalorienrestriktion bei optimaler Nahrung).

KRONies – es gibt etwa 100.000 weltweit – praktizieren langfristige Kalorienrestriktion (KR). Das bedeutet, die Kalorien an jedem einzelnen Tag – und für immer – drastisch einzuschränken, in der Hoffnung, dass die Lebenserwartung dadurch steigt.

Klingt nicht wirklich lustig; klingt eher nach chronischem Hunger oder einer Essstörung. Der entscheidende Unterschied ist jedoch, dass KRONies zwar die Kalorien einschränken, aber sorgfältig darauf achten, alle essenziellen Vitamine, Mineralstoffe und Nährstoffe aufzunehmen. Sie essen gesund, nur eben nicht besonders viel.

KRONies, meist Männer, leben von etwa 1600 Kalorien pro Tag, jeden Tag. Das sind etwa zwei Drittel der Menge, die andere Männer zu sich nehmen.

Ich wollte wissen, warum man sich das antut, und nahm

über die Website[6] der »Calorie Restriction Society« Kontakt mit einem der KRONies auf, und zwar mit Dave. Dave, der bereits seit mehr als zwei Jahrzehnten mit dieser Kalorienbeschränkung lebte, wohnte praktischerweise in meiner Nähe, im Süden Englands. Außerdem ist er beinahe so alt wie ich, mit nur wenigen Wochen Unterschied.

Dave begann in seinen frühen Dreißigern, die Kalorien einzuschränken. Warum? »Als Student achtete ich nicht besonders auf Essen und Trinken«, erzählte er. »Ich aß und trank so gut wie alles. Doch um das Jahr 1988 war das Thema Herzerkrankung plötzlich in aller Munde, dieser Killer, der in den Vierzigern oder Fünfzigern zuschlagen kann. Damals begann ich mit einer ernsthaften Ernährungsumstellung.«

Er ließ zunächst Schokolade und Weizen weg, was viel zu seinem Wohlbefinden beitrug. »Ich hatte an Migräne gelitten, die nun plötzlich weg war. Dann las ich *Leben über 100* von Roy Walford, dem Erfinder der Kalorienrestriktion, und beschloss, meine Kalorien auf 1600 zu reduzieren.«

Dr. Roy Walford war einer der frühen Verfechter der Kalorienrestriktion. Als Wissenschaftler hatte er nachgewiesen, dass man das Leben einer Maus durch kalorienarme Ernährung tatsächlich verlängern konnte. Er hatte auch an einem etwas schrägen Experiment mit Menschen, Biosphäre 2, teilgenommen. Dafür lebte eine Gruppe von Freiwilligen in einem von der Außenwelt unabhängigen Gebäudekomplex in der Wüste von Arizona. Zweck dieses Experiments war, die Menschen auf das Leben auf einem anderen Planeten vorzubereiten. Dafür kapselten sich die Freiwilligen völlig von der Außenwelt ab, sie lebten nur von der Nahrung, die sie selbst ziehen konnten, Wasser und Luft wurden wiederaufbereitet.

Walford überredete alle Teilnehmer, für den Großteil der zwei Jahre in Biosphäre 2 eine kalorienbeschränkte Diät einzuhalten. Wenig überraschend nahmen sie dabei viel Gewicht ab, und Walford erklärte es zu einem riesengroßen Erfolg. Trotz seiner Behauptung, durch Kalorienrestriktion könne man gesund 120 Jahre alt werden, starb Walford selbst mit unspektakulären 79 Jahren. Wird es Dave und den anderen KRONies besser ergehen?

Körper im Vergleich

Wir wollten wissen, ob die Kalorienrestriktion Dave guttat, und verglichen sozusagen unsere Körper. Wir unterzogen uns einer vollständigen medizinischen Untersuchung. Dave ist etwa 2,5 Zentimeter kleiner als ich und beinahe 20 Kilo leichter. Er hatte einen Körperfettanteil von acht Prozent (meiner war damals 26 Prozent) und den Blutdruck eines Zwanzigjährigen. Seine Blutgefäße wiesen keine Ablagerungen auf, sein Gehör, Gleichgewicht und Tastsinn waren wesentlich besser als meine.

Aber der Moment der Wahrheit kam, als wir einen angesehenen plastischen Chirurgen aufsuchten und ihn baten, unser Alter zu schätzen. Der Chirurg schätzte mein Alter mit brutaler Genauigkeit auf über Fünfzig, »wegen der schlaffen Stellen«.

Dave hielt er für 20 Jahre jünger als mich, »weil seine Haut fast faltenfrei und wesentlich elastischer ist«.

Dave sieht also für sein Alter erstaunlich gut aus, vielleicht ein wenig zu dünn, sein Körper scheint in Topform zu sein. Bis wir wissen, ob er wirklich länger leben wird als wir alle, werden wir uns noch ein paar Jahrzehnte gedulden müssen. Aber die neuesten Beweise aus Tierstudien scheinen es zu bestätigen.

Fastende Lemuren leben länger

Wir wissen seit den 1930ern, dass man das Leben einer Maus durch Nahrungsbeschränkung verlängern kann. Dass das auch bei einem Lebewesen gelingen könnte, das uns ein wenig ähnlicher ist, wissen wir erst seit kurzem.

Im Juni 2018 veröffentlichten Wissenschaftler die Ergebnisse einer wahrhaft langfristigen Studie an Mausmakis.[7] Trotz ihres Namens haben Mausmakis nichts mit Mäusen zu tun. Sie sind Primaten, was bedeutet, dass sie zur selben großen Familie gehören wie Affen und Menschen. Sie werden nicht sehr alt (was für eine Studie über das Altern günstig ist), und ihre Körperchemie ist der unseren ähnlich.

Für das Experiment nahmen Forscher des »National Institute of Aging« eine große Zahl von Mausmakis und teilten sie in zwei Gruppen auf. Die Gruppen wuchsen unter vergleichbaren Bedingungen auf und erhielten dieselbe gesunde Nahrung. Der einzige Unterschied bestand darin, dass eine Gruppe ab dem frühen Erwachsenenalter mit 30 Prozent weniger Kalorien auskommen musste als die andere (die Kontrollgruppe).

Und was kam dabei heraus? Im Laufe der Jahre wurden die Unterschiede immer offensichtlicher. Die Lemuren mit der Kalorienbeschränkung sahen weiterhin jung aus, ihr Fell glänzte. Die Krebs- und Diabetesraten waren niedriger, auch geistig blieben sie fit. Scans vom Gehirn zeigten, dass sie noch wesentlich mehr Weiße Substanz hatten, jene Nervenfasern, die unterschiedliche Teile des Gehirns verbinden, als die Lemuren mit normaler Ernährung.

Am beeindruckendsten war, dass sie im Durchschnitt um 50 Prozent länger lebten als ihre wohlgenährten Cousins. Das kann als einigermaßen überzeugender Beweis gelten, dass Kalorienrestriktion das Leben bei Tieren, wie wir es sind, verlängern kann. Fast ein Drittel der Tiere mit Kalorienbeschränkung waren noch am Leben, als das letzte Tier aus der Kontrollgruppe starb.

Weniger drastische Formen des Fastens

Kalorienrestriktion mag lebensverlängernd wirken, aber das KRONies-Dasein ist nicht jedermanns Sache. Ich wünsche mir die Vorteile der Kalorienrestriktion ohne ihre Nachteile. Daher finde ich Intervallfasten so spannend. Eine Kalorienbeschränkung über kurze Zeiträume oder eine Beschränkung der Zeiten der Kalorienaufnahme scheint viele der Vorteile einer langfristigen Kalorienrestriktion zu bieten. Und das ist sehr viel einfacher und angenehmer.

In diesem Kapitel werde ich Ihnen die neuesten wissenschaftlichen Erkenntnisse über drei der beliebtesten Formen des Intervallfastens vorstellen, nämlich:

* Periodisches Fasten (beschränkte Nahrungsaufnahme an fünf aufeinanderfolgenden Tagen alle paar Monate).
* Die 5:2-Methode (beschränkte Kalorienzahl an zwei Tagen der Woche).
* Zeitlich begrenzte Nahrungsaufnahme (die Nahrungsaufnahme wird auf ein Zeitfenster beschränkt).

Jede dieser Formen des Intervallfastens bringt jeweils unterschiedliche gesundheitliche Vorteile. Und das Tolle daran ist, dass sie einander nicht ausschließen. Aber sehen wir uns das näher an.

1. PERIODISCHES FASTEN

Professor Valter Longo, Direktor des Longevity Institute der Universität Südkalifornien, ist einer der weltweit führenden Experten für die Wissenschaft des menschlichen Alterns. Daher war er auch einer der ersten Wissenschaftler, an die ich mich auf der Suche nach Antworten auf die Fragen, was genau Fasten ist, wie es funktioniert und warum es für die menschliche Gesundheit so wichtig ist, wandte.

Valter ist groß, schlank und sieht für sein Alter sehr gut aus – die perfekte Werbung für seine eigene Forschungstätigkeit. Er wurde 1967 in Italien geboren, sieht aber mindestens zehn Jahre jünger aus, als er ist.

Valter glaubt leidenschaftlich an die Wirkung des Fastens zur Verzögerung des Alterns und Vermeidung von chronischen Erkrankungen wie Krebs, Herzerkrankung und Diabetes. Seine Lebensaufgabe ist die Erforschung der Mechanismen, die sie entstehen lassen. Und er meint, dass wir mittlerweile ganz gut wissen, wie wir altern und wie wir es verzögern können. Obendrein müssen wir nicht auf gutes Essen verzichten oder superschlanke KRONies werden, um ein langes und gesundes Leben zu erhalten. Warum also ist Fasten eine der wirkungsvollsten Maßnahmen überhaupt, wie sich Valter einst ausdrückte?

Autophagie

Die Liste der Dinge, die Fasten in unserem Körper bewirkt, ist lang und komplex, aber einer der überzeugenden Vorteile ergibt sich aus der Aktivierung der sogenannten Autophagie, wörtlich »Selbstverzehr«. Autophagie ist ein völlig natürlicher Vorgang, bei dem die Zellen in unserem Körper eigene Bestandteile abbauen und verwerten.

Betrachten Sie Ihren Körper einmal als Fahrzeug. Solange es neu ist, ist alles wunderbar und funktioniert tadellos. Doch im Laufe der Zeit nutzen sich Teile ab, andere beginnen zu rosten.

Wenn Sie darauf bestehen, weiterhin mit Höchstgeschwindigkeit unterwegs zu sein, wird es irgendwann auseinanderfallen.

Damit das Fahrzeug so lange wie möglich hält, muss es regelmäßig in die Werkstatt, wo abgenutzte Teile ersetzt werden und ein Service gemacht wird. Ganz offensichtlich können Sie Ihr Auto nicht gleichzeitig reparieren und strapazieren.

Das gilt auch für unseren Körper. So, wie wir Schlaf brauchen, muss es auch Zeiten geben, in denen wir nicht essen. Nur dann werden die Reparaturgene aktiv, die uns in Topform halten. Wenn wir keine Kalorien in Form von Essen oder Getränken zu uns nehmen, kann der Körper diesen Reparaturprozess in Gang setzen.

Autophagie wird durch Fasten aktiviert und wird mit der Zeit intensiver. Sie kommt zum Stillstand, sobald wir essen.

Regeneration

Fasten aktiviert die Autophagie, was bedeutet, dass der Körper nun allerlei Abfälle entsorgen kann. Aber was geschieht, wenn wir zu essen beginnen? Werden dann alle Vorteile zunichte gemacht?

Valter und seine Kollegen wollten dies 2014 in einem Experiment[8] herausfinden. Sie ließen eine Gruppe von Mäusen über mehrere Monate hinweg immer wieder jeweils zwei Tage fasten. Eine der ersten Veränderungen waren sinkende Leukozytenzahlen. Das war, wie Valter erklärte, eine erwartbare, gesunde

Reaktion. »Beim Fasten möchte das System Energie sparen. Deswegen werden Immunzellen, die nicht mehr benötigt werden, weil sie etwa alt und schadhaft sind, der Wiederverwertung zugeführt.«

Und was geschah, als die Mäuse dann wieder fressen durften? Ihr Körper bildete sofort neue, aktivere Leukozyten.

»Wir hätten nicht gedacht«, sagte Valter, »dass Fasten diese bemerkenswerte Wirkung hat.«

Scheinbar schafft Fasten durch Aktivierung der Autophagie auch Raum für die Entstehung neuer Zellen. Man könnte das mit einem Waldbrand vergleichen, der die trockene Kraut- und Strauchschicht entfernt und so Platz für junge Pflanzen und Bäume schafft.

Die Abfolge aus Fasten und Essen gibt das Startsignal für die Bildung neuer Zellen. Wenn Ihr Immunsystem also weniger effektiv geworden ist (einfach, weil Sie älter geworden sind, oder aber, weil Sie sich einer medizinischen Therapie, etwa einer Chemotherapie, unterziehen mussten), können kurze Fastenperioden zur Regenerierung beitragen.

Jennis Geschichte

Jenni Russell, eine britische Journalistin, las Valters Forschungsarbeiten mit großem Interesse. Sie litt bereits seit über 20 Jahren an einer schweren Autoimmunerkrankung, die ihr Leben zerstörte.

»Oft schlief ich zwölf Stunden pro Tag«, schrieb sie in ihrer

Kolumne in *The Times*, »manchmal konnte ich monatelang nicht das Bett verlassen.«[9]

Sie war auf starke, teure Medikamente angewiesen, die das Immunsystem unterdrücken. Die Nebenwirkungen waren schlimm, aber man hatte sie gewarnt, dass sie nur so überleben konnte.

Als sie dann auf Valters Forschungsergebnisse stieß, wonach kurze Fastenperioden ein fehlerhaftes Immunsystem umprogrammieren konnten, beschloss sie, es zu versuchen.

»Ich hatte nichts zu verlieren – maximal die Geduld und ein paar Kilos. Ich begann meine erste Fastenperiode während einer Schiffsreise bei stürmischer See. Mein Appetit war ohnehin weg, und ich hatte weiter nichts zu tun, als in meiner Koje zu liegen und zu lesen.«

Sie ging es »russisch« an. Nur Wasser und Tee (schwarz, grün oder Minze). »Ich war grantig, hungrig und niedergeschlagen und hielt beinahe drei Tage durch. Zeitverschwendung, dachte ich mir.«

Aber dann, am vierten Tag, erwachte sie und fühlte sich besser als seit Jahren.

Nicht ganz überzeugt, aber neugierig, versuchte sie es nach einigen Wochen erneut. »Dieses Mal«, schrieb sie, »verschwanden alle Symptome. Ich konnte nicht glauben, was geschehen war. Ich legte alle paar Wochen kurze Fastenperioden ein, zur Sicherheit, aber nach dreieinhalb Jahren war keines meiner Symptome je wiedergekehrt. Ich nehme keine Medikamente. Ich habe mein Leben wieder.«

Einfach den Schalter umlegen

Unter Valters Anleitung durchlief ich im Rahmen der naturwissenschaftlichen BBC-Dokumentation *Eat, Fast, Live Longer (Iss, faste und lebe länger)* im Jahr 2012 eine eher drakonische viertägige Fastenperiode. Neben Wasser und Schwarztee in unbegrenzten Mengen gestattete ich mir auch täglich eine winzige Mahlzeit, nämlich eine Misosuppe mit 25 Kalorien. Wie ich diese Misosuppe liebte!

Man hatte mich gewarnt, dass die ersten Tage hart sein würden, doch danach würden sich die »Wohlfühl-Substanzen« bemerkbar machen, wie Valter sie nannte.

Ich stieg auf die Waage, ließ mir Blut abnehmen und gönnte mir an einem warmen Montagabend eine ausgiebige Mahlzeit aus Steak, Pommes frites und Salat, dazu ein kühles Bier.

In den ersten 24 Stunden des Fastens laufen im Körper große Veränderungen ab. Innerhalb weniger Stunden beginnt der Zuckerspiegel (die Glukose) im Blut zu fallen. Kommt keine Glukose aus der Nahrung nach, greift der Körper für die Energieversorgung auf eine stabile Form der Glukose zurück, die in Muskeln und Leber gespeichert wird: das Glykogen.

Sobald die Glykogenvorräte zur Neige gehen (etwa 10–12 Stunden nach der letzten Mahlzeit), tritt eine bemerkenswerte Veränderung ein: der Umstieg auf Fettverbrennung. Es ist, als würde der Stoffwechsel einfach einen Schalter umlegen. Stellen Sie sich das etwa so vor wie einen Hybridantrieb, der von Strom auf Benzin umschaltet, wenn die Batterien leer werden.

Sobald dies eintritt, wird Fett aus den Fettspeichern geholt und vom Körper in Fettsäuren und sogenannte Ketonkörper umgewandelt. Wie der Großteil des Körpers verwendet auch das Gehirn bereitwillig Ketonkörper zur Energieversorgung. Das Gehirn arbeitet in vielerlei Hinsicht sogar besser mit Ketonkörpern als mit Glukose (siehe Seite 58).

Die ersten zwei Fastentage sind oft nicht so angenehm, vor allem wenn man keinerlei Erfahrung mit Fasten hat. Körper und Gehirn müssen diese Umstellung von Glukose auf Ketonkörper erst einmal bewältigen. Wenn man nicht daran gewöhnt ist (was bei den meisten Menschen der Fall ist), können in dieser Phase Kopfschmerzen, Erschöpfung und Schlafstörungen auftreten.

Mein größtes Problem beim Fasten lässt sich schwer in Worte fassen; es fühlte sich manchmal einfach »ungut« an. Genauer kann ich es nicht wirklich beschreiben. Ich fühlte mich nicht schwach, aber auch nicht wirklich gut.

Gelegentlich hatte ich Hunger, doch die meiste Zeit war ich überraschend gut gelaunt. Am dritten Tag kamen mir die Wohlfühlhormone zu Hilfe.

Und bis Freitag, Tag vier, war alles vorüber. An diesem Nachmittag ließ ich mich untersuchen, es zeigte sich, dass ich 1,4 Kilo abgenommen hatte, größtenteils Fett. Sehr erfreut war ich über die Feststellung, dass meine IGF-1-Werte sich beinahe halbiert hatten. Dieser »Insulin-ähnliche Wachstumsfaktor 1« ist ein Maß für das Krebsrisiko.

Periodisches Fasten und Krebs

Die Gewichtsabnahme durch vier Tage Fasten nur mit Flüssigkeitsaufnahme kam nicht unerwartet. Überrascht war ich jedoch vom dramatischen Abfall der IGF-1-Werte in so kurzer Zeit.

Valter war keineswegs überrascht. Er konnte nachweisen, dass regelmäßige kurze Fastenperioden nicht nur das Risiko für einige Krebsarten senken, sondern auch die Wirkung einer Chemotherapie verstärken können, wenn eine Krebstherapie nötig wird.

Wie? Eine Besonderheit normaler menschlicher Zellen ist, dass sie bei Ausbleiben der Nahrung in einen »hochgradig geschützten Nicht-Wachstums-Modus« umschalten, wie Valter es nennt. Mit anderen Worten, sie bunkern sich ein und warten auf bessere Zeiten.

Nicht so Krebszellen. Sie wachsen auch während des Fastens unkontrolliert. Dadurch werden sie angreifbar.

Stellen Sie sich vor, Sie leiden an Krebs und stehen kurz vor einer Chemotherapie, die ganz gezielt Zellen abtötet, die sich rasch teilen. Die Nebenwirkungen der Chemotherapie (wie Übelkeit und Haarausfall) entstehen, weil dabei nicht nur Krebszellen, sondern auch andere Zellen, die sich rasch teilen, abgetötet werden, beispielsweise Haarfollikel oder Zellen der Darmschleimhaut.

Wenn Sie das Wachstum normaler Zellen durch Fasten verzögern könnten, wären die gesunden Zellen vor der Chemotherapie geschützt, die Krebszellen der Attacke voll ausgesetzt. Ist Fasten während einer Chemotherapie vorstellbar? Und wäre es ungefährlich?

Nora Quinn

Vor einigen Jahren lernte ich Nora Quinn kennen, einst Richterin, die wie Jenni Russell beschlossen hatte, es mit periodischem Fasten zu versuchen.

Nora litt an invasivem Brustkrebs und hatte bereits mehrere Behandlungen mit Chemotherapie und Strahlentherapie hinter sich, dementsprechend ging es ihr ziemlich schlecht.

Nachdem sie auf Valters Arbeit gestoßen war, beschloss sie, vor, während und nach dem nächsten Chemotherapiezyklus eine siebentägige Fastenperiode einzulegen und nur Wasser zu trinken. Das war hart. Doch es lohnte sich für Nora. Die Nebenwirkungen der Chemotherapie waren weniger schlimm, sie erholte sich rascher. Vor einiger Zeit wurde zu ihrem Schrecken bei einer Routineuntersuchung eine Zyste oder möglicherweise ein neuer Krebs in ihrer unbehandelten Brust gefunden. Während sie auf weitere Untersuchungen wartete, nahm sie sieben Tage nur Wasser zu sich »…und es verschwand. Was immer es gewesen war, es ist und bleibt verschwunden.«

»Ich bin so froh, dass Ärzte das Fasten nun ernst nehmen«, sagte sie mir. »Aber der Wandel geht in der Medizin sehr langsam vor sich. Es ist frustrierend.«

Fasten-imitierende Diät

Es freute Valter sehr, dass Fastenperioden bei Nora so viel bewirkten. Gleichzeitig weiß er natürlich, dass nicht viele Krebspatienten bereit sind, außer Wasser nichts zu sich zu nehmen – und dass es bei vielen auch nicht angezeigt wäre. Mit Unterstützung des National Cancer Institute und anderer Einrichtungen haben Valter und sein Team daher die sogenannte Fasten-imitierende Diät (Fasting Mimicking Diet, FMD) entwickelt. Dies ist kein strenges Fasten, sondern eine fünftägige Diät, bei der man von etwa 800 Kalorien am Tag lebt. Sie ist mäßig proteinarm und besteht aus einer sorgfältig zusammengestellten Kombination von Gemüse, Olivenöl und Nüssen.

Wenn Sie mehr über FMD wissen möchten, empfehle ich Ihnen Valters neuestes Buch *Iss dich jung*, in dem die Vor- und Nachteile ausführlich behandelt werden. Genauere Informationen finden Sie auch auf seiner Website www.valterlongo.com.

Derzeit beschäftigen sich mindestens ein Dutzend klinische Studien in medizinischen Zentren in Italien, den Niederlanden, Deutschland und den USA mit der FMD. Eine davon ist eine Studie an 250 Frauen mit Brustkrebs, von denen die Hälfte auf FMD randomisiert werden wird, um herauszufinden, ob sich Verträglichkeit und Überleben nach Chemotherapie gegenüber dem Therapiestandard tatsächlich verbessern. Ergebnisse aus einigen dieser Studien werden für Ende 2019 erwartet.

2. DIE 5:2-METHODE

Periodisches Fasten konnte das Immunsystem wieder richtig einstellen, wie bei Jenni Russell, und Menschen während einer Chemotherapie eine große Hilfe sein. Ich hatte jedoch ganz andere Ziele: Ich suchte eine einfache Methode, Gewicht abzunehmen und meinen Diabetes umzukehren.

Daher entwickelte ich 2012 nach unzähligen Gesprächen mit weiteren Wissenschaftlern meine eigene Form des Intervallfastens, die ich als unbedenklich und realistisch einstufte. Ich nannte sie die »5:2-Diät«. Ich beschloss, mich an fünf Tagen der Woche gesund zu ernähren und zwei Fastentage einzulegen, an denen ich mich auf etwa 25 Prozent der normalen Kalorienaufnahme beschränken würde, das heißt, ich würde dann etwa 600 Kalorien zu mir nehmen.

Ich hielt es für unwesentlich, an welchen Wochentagen ich fasten würde, daher wählte ich Dienstage und Donnerstage. Meine Kriterien waren dabei völlig unwissenschaftlich. Freitage und Wochenenden wollte ich aus gesellschaftlichen Gründen vermeiden. Der Montag als Fasttag schien mir kein guter Start in die neue Woche. Ich versuchte, an zwei Tagen hintereinander zu fasten (Dienstag und Mittwoch), aber auch das war nicht angenehm.

Angesichts dieser wenig professionellen Überlegungen waren Wirkung und Erfolg der 5:2-Methode eine willkommene Überraschung – nicht nur ich hatte damit Erfolg, sondern auch so viele andere Menschen! Menschen wie Denise.

Denise, 51, wusste, dass sie etwas tun musste, als sie vor einigen Jahren merkte, dass ihr beim Treppensteigen die Luft ausging. Ihr Arzt stellte fest, dass sie an der Kippe zum Diabetes stand. Das beunruhigte sie sehr, weil ihre Mutter an Typ-2-Diabetes leidet.

»Ich sah Ihr Buch und setzte es Wort für Wort um. Ich nahm in den ersten acht Wochen acht Kilo ab und seither noch einmal sechs Kilo. Ich stehe nicht mehr an der Kippe zum Diabetes, im Gegenteil, ich bin gesünder als je zuvor. Als ich gestern beim Arzt war, sagte er, ich wäre eine vorbildliche Patientin.«

Gleichzeitig mit der Gewichtsabnahme eignete sich Denise auch andere gesunde Gewohnheiten an. Das geschieht häufig. Das deutlich gesteigerte Wohlbefinden führt uns heraus aus einem Teufelskreis aus Ängsten und Frustessen und zieht andere Veränderungen zum Besseren nach sich. Wie Denise es schildert: »Ich schlief besser. Ich hatte mehr Energie. Ich begann mit Achtsamkeitsübungen. Ich schloss mich einer Walking-Gruppe an. Und über diese Walking-Gruppe kam ich zum Schwimmen.«

Und was hielt sie auf Kurs? »Das Wissen, dass ich mein Gewicht halte und dass es jederzeit wiederkommen kann, wenn ich nicht aufpasse. Mein Mann gehört zu jenen großen, schlanken Menschen, die ohne Probleme große Mengen an Pizza essen können. Bei mir geht das nicht. Aber ich habe mich damit abgefunden. Diese Akzeptanz, dass man auch anders leben kann, ist das Entscheidende.«

Gab es schwierige Momente? »Viele. Ich erinnere mich an einen Abend, an dem ich das ganze Haus nach der Schokolade absuchte, die noch von Weihnachten übrig war. Zum Glück war sie gut versteckt, und ich nahm dann irgendwann ein Buch zur Hand… Mein Mann und meine Kinder helfen mir sehr. Sie wissen, wie viel besser meine Gesundheit und mein Selbstvertrauen nun sind.«

Neue Studien

Solche Erfolgsmeldungen von Menschen wie Denise sind sehr wertvoll, aber letztlich muss ein Diätprogramm wissenschaftliche Grundlagen haben. Welche Studien wurden zu diesem Thema gemacht, und was zeigen sie?

5:2 und erhöhter Blutzucker

Im Juli 2018 publizierte eine australische Gruppe am Sansom Institute of Health Research die Ergebnisse einer Langzeitstudie über die Wirkung von 5:2 bei Menschen mit erhöhtem Blutzucker.[10]

Nur damit Sie sich ungefähr vorstellen können, wie lange so eine Studie dauert: Die Planung für diese Studie begann 2014, abgeschlossen wurde die Studie Ende 2017, und die Ergebnisse erschienen im Juli 2018.

Für die Studie wurden 137 übergewichtige oder fettleibige Personen mit erhöhtem Blutzucker für ein Jahr zufällig zwei Gruppen zugewiesen: der 5:2-Methode oder einer Standarddiät. Für alle Teilnehmer wurden sorgfältig Körpergewicht und -größe ermittelt, dann erhielten sie Informationsbroschüren mit beispielhaften Speiseplänen für ihre jeweilige Diät. Nun konnte es losgehen.

Das Besondere an dieser Studie ist, dass die Teilnehmer weder Spezialnahrung noch Mahlzeitenersatz oder Unmengen an professioneller Unterstützung erhielten, wie das oft bei Diät-Studien der Fall ist. Sie wurden beraten und konnten während der ersten Monate regelmäßig eine Ernährungsberatung in Anspruch nehmen.

Entscheidend war, dass man hier versuchte, reale Bedingungen nachzustellen. Es ging um Maßnahmen, die man nicht nur mit viel kostspieliger professioneller Hilfe umsetzen kann.

Und was kam dabei heraus? Beide Diäten wurden während der ersten drei Monate sehr sorgfältig umgesetzt. In der 5:2-Gruppe blieben 97 Prozent der Teilnehmer auf Kurs, bei der Standarddiät 90 Prozent.

Am Ende des Jahres hatte etwa ein Drittel der Teilnehmer die zugewiesene Diät aufgegeben, entweder, weil die Ziele erreicht waren, oder weil »Diätmüdigkeit« eingetreten war. Die Ausfallsquote war bei der Standarddiät höher als bei 5:2. Bei 5:2 zeigte sich überdies, dass ein Wiedereinstieg leicht möglich war – während der Ausstieg aus der Standarddiät meist endgültig war.

Und die Gewichtsabnahme? Die Personen in der 5:2-Gruppe nahmen im Schnitt 7,1 Kilogramm dauerhaft ab. Das war um 2,1 Kilo mehr als bei der Standarddiät. Sie verloren außerdem mehr Körperfett und verzeichneten signifikante Verbesserungen bei den Blutzuckerwerten.

Bei manchen klappte es besser als bei anderen. Die besten 20 Prozent der 5:2-Gruppe schafften im Schnitt eine dauerhafte Gewichtsabnahme von 12,5 Kilo, um vier Kilo mehr als die besten 20 Prozent bei der Standarddiät.

Die Forscher kamen zu dem Schluss, dass die 5:2-Diät unbedenklich und wirksam ist, selbst bei Typ-2-Diabetikern, wenn sie sorgfältig überwacht werden.

5:2 und Brustkrebs

2013, kurz nachdem *The Fast Diet* erschienen war, publizierten Dr. Michelle Harvie und Professor Tony Howell von der Universität Manchester die Ergebnisse einer Studie über die Auswirkungen einer zweitägigen Kalorienrestriktion bei 115 Frauen mittleren Alters.[11]

Die Frauen wurden in drei Gruppen eingeteilt. Eine Gruppe sollte eine Mittelmeerdiät mit 1500 Kalorien halten, eine zweite Gruppe wurde gebeten, an fünf Tagen der Woche eine Mittelmeerdiät zu halten und an den übrigen beiden Tagen nur 650 Kalorien zu sich zu nehmen (»Zwei-Tages-Diät«). Und die dritte Gruppe erhielt die Anweisung, an zwei Tagen der Woche Kohlenhydrate zu meiden, aber ohne Kalorienbeschränkung.

Nach drei Monaten hatte die Zwei-Tages-Diät zu einer durchschnittlichen Gewichtsabnahme von sechs Kilo geführt, fast doppelt so viel wie bei jenen, die täglich Diät hielten. Außerdem war der Verlust an Bauchfett wesentlich größer. Die

Zwei-Tages-Diät führte außerdem zu einer signifikanten Besserung der Insulinresistenz. Jene, die die Zwei-Tages-Diät länger als drei Monate durchhielten, nahmen im Schnitt sechs Kilo ab, manche sogar mehr als 14 Kilo. Also eine weitere äußerst ermutigende Studie für alle, die es mit 5:2 versuchen möchten.

In einer anderen, neueren Studie[12] bat Dr. Harvie 23 übergewichtige Frauen vor der Menopause mit hohem Brustkrebsrisiko, für den Verlauf eines Monatszyklus die Kalorien an zwei Tagen der Woche zu reduzieren. Sie stimmten einer Brustbiopsie zusätzlich zu den Standarduntersuchungen zu.

Die Frauen nahmen in dem Monat nicht nur im Schnitt drei Kilo ab, größtenteils Körperfett. Bei den meisten von ihnen traten auch signifikante Veränderungen in der Aktivität der mit Brustkrebs assoziierten Gene auf.

Die erste Humanstudie über die Wirkung von 5:2 auf das Gehirn

Ein weiterer Grund, warum ich so begeistert für das Intervallfasten werbe, ist die potenzielle Wirkung in der Demenzvorbeugung. Demenz ist etwa im Vereinigten Königreich bereits die häufigste Todesursache. Weltweit leiden mehr als 50 Millionen Menschen an Demenz, man erwartet, dass sich ihre Zahl bis 2050 verdreifachen wird.

Hier sind neue Ansätze dringend nötig, denn das Tragische bei Demenz ist, dass man sie nicht mehr stoppen kann, sobald erste Symptome vorhanden sind. Zwar werden Milliarden in die Forschung investiert, aber es gibt so gut wie keine wirksamen Medikamente.

Und deswegen ist die Arbeit von Mark Mattson, Professor am National Institute on Aging, so wichtig. Er erforscht seit Jahrzehnten die Wirkung des Intervallfastens auf das Gehirn, zeigt, dass es mithelfen kann, Krankheiten wie Demenz, Parkinson und Gedächtnisverlust zu bekämpfen.

In der Vergangenheit versuchte Mark vor allem in Tierstudien herauszufinden, warum genau Intervallfasten der Hirngesundheit so guttut. Vor einigen Jahren zeigte er mir ein Experiment, das er an Mäusen durchführte, die speziell so gezüchtet worden waren, dass sie Alzheimer entwickeln. Diese Mäuse bekommen normalerweise mit etwa zwölf Monaten Alzheimer, das entspricht beim Menschen mittlerem Alter. Mit Intervallfasten wurden die Mäuse erst in hohem Alter dement.

Er untersuchte das Gehirn der toten Mäuse und stellte fest, dass bei den Mäusen mit Intervallfasten neue Hirnzellen gewachsen waren, insbesondere im Hippocampus, einem für Lernen und Gedächtnis wichtigen Hirnareal.

Und warum ist das so? Marks Team konnte vor kurzem zeigen, wie wichtig Ketone für dieses Wachstum sind. Ketone werden, wie bereits erwähnt, von der Leber produziert, wenn im Stoffwechsel der Schalter von Zucker- auf Fettverbrennung zur Energiegewinnung umgelegt wird. Auch wenn einige »Gesundheitsexperten« das Gegenteil behaupten, arbeitet unser Gehirn sehr gut mit Ketonen. Es scheint Ketone in vielerlei Hinsicht vorzuziehen.

Wie schon die Griechen vor mehr als 2000 Jahren entdeckten, sind Fasten und die damit verbundene Ketose eine effektive Behandlung und Vorbeugung für Epilepsie. Die erste kalorienarme, ketogene Diät wurde in den 1930er-Jahren für die Therapie von Kindern mit Epilepsie entwickelt und wird immer noch eingesetzt.

Warum also sind Ketone so gut für das Gehirn? »Weil Ketone unmittelbar in den Nervenzellen die Produktion des Proteins BDNF anregen«, sagte mir Mark.

BDNF, Brain-derived neurotrophic factor, ist ein Protein, das in der Folge die Entstehung neuer Hirnzellen und neuer Verbindungen zwischen Hirnzellen stimuliert. BDNF ist außerdem ein natürliches Antidepressivum, was vielleicht erklärt, warum manchen Menschen das Einhalten der 5:2-Diät so leicht fällt.

Marks Tierstudien und die Erkenntnis, dass Intervallfasten das Gedächtnis verbessern und das Auftreten von Demenz hinauszögern kann, sind faszinierend. Wirklich spannend ist für mich aber, dass seine erste Humanstudie eben zu Ende ist und wir sehen können, ob die 5:2-Diät das menschliche Gehirn schützt und Wachstum anregt.

In diese Studie wurden 40 Personen (zwischen 55 und 70 Jahren) aufgenommen, alle mit nachgewiesener Insulinresistenz, was ein erhöhtes Risiko für Demenz und andere Gedächtnisstörungen bedeutet. Die Teilnehmer wurden zufällig zwei Gruppen zugewiesen, der 5:2-Diät oder einer Kontrollgruppe, die Beratung für eine gesunde Lebensweise erhielt.

Zu Beginn der Studie wurden die Teilnehmer gründlich untersucht, dabei wurden auch Körpergewicht, Insulinresistenz und der Ketonspiegel im Blut ermittelt. Außerdem wurden sie zahlreichen kognitiven Tests (zur Bewertung des Gedächtnisses und ihrer geistigen Fitness insgesamt) unterzogen, Hirn-Scans und Lumbalpunktion (dabei wird mittels Hohlnadel Flüssigkeit aus dem Rückenmarkskanal entnommen und auf Biomarker für Alzheimer untersucht) wurden durchgeführt.

Die Testpersonen mussten für die Dauer des Experiments, also zwölf Wochen lang, alle zwei Wochen zur Untersuchung in die Klinik kommen.

Und was kam dabei heraus?

Das kann ich Ihnen leider nicht sagen, weil die Studie noch nicht beendet ist. Mark sagte nur so viel: »Die Zwischenauswertung ist vielversprechend.« Er möchte die Ergebnisse im Laufe des Jahres 2019 veröffentlichen. Wenn Sie auf thefast800.com unseren Newsletter abonnieren, werden Sie über Neuigkeiten informiert.

Wenn Sie den Beginn einer Demenzerkrankung durch Intervallfasten hinauszögern wollen, empfiehlt Ihnen Mark schon jetzt, möglichst früh damit zu beginnen.

»Die Veränderungen, die zu Demenz führen, setzen schon sehr früh ein, vermutlich Jahrzehnte, bevor erste Lern- und Gedächtnisprobleme auftreten. Daher ist es entscheidend, frühzeitig mit Diätmaßnahmen zu beginnen, solange Sie jung oder in mittlerem Alter sind, damit Sie die Entwicklung dieser degenerativen Vorgänge im Gehirn verlangsamen und mit ausgezeichneter Hirnfunktion 90 Jahre alt werden können.«

Er weist auch darauf hin, dass sich maßgebliche Kräfte jeder Veränderung widersetzen. »Die Nahrungsmittelindustrie verdient deutlich weniger, wenn die Menschen beginnen, Mahlzeiten auszulassen«, sagte er. »Auch die Pharmaindustrie profitiert nicht. Wir müssen den Menschen den Stand der Wissenschaft vermitteln, damit sie wissen, was zu tun ist, und es dann auch tun.«

Wie Mark bin ich überzeugt davon, dass unser Gehirn von kurzen Fastenperioden profitiert – deswegen werde ich auch nicht damit aufhören. Ich bin jedoch auch sicher, dass das Intervallfasten noch weitere gesundheitliche Vorteile bietet, etwa für die Herzgesundheit. Diese ist unser nächstes Thema.

5:2 und das Herz

»Habe ein Herz, das nie hart wird«, sagte schon Charles Dickens. Er meinte das zwar nicht medizinisch, dennoch ist es ein guter Rat. Herzerkrankung ist die nächsthäufige Todesursache nach Demenz im Vereinigten Königreich. Auch ein überstandener Herzinfarkt kann verheerende Folgen haben.

Das Herz mag das Symbol der Liebe schlechthin sein, doch im Grunde ist es nur eine außergewöhnlich gute Pumpe. Es ist nur faustgroß, befördert aber 70 Mal pro Minute fünf Liter Blut durch die 96.500 Kilometer Blutgefäße in Ihrem Körper. Das sind 100.000 Mal pro Tag. Wenn Sie es pfleglich behandeln, sollten es etwa drei Milliarden Mal im Laufe Ihres Lebens werden.

Das Problem ist nur, dass so manches Herz rascher altert, als es sollte. Deswegen machen sich hier auch oft die ersten ernsten

Störungen bemerkbar. Wenn Sie wissen möchten, wie »alt« Ihr Herz wirklich ist, beantworten Sie die Fragen auf der Website des britischen Gesundheitssystems NHS (www.nhs.uk/conditions/nhs-health-check/check-your-heart-age-tool).

Und wie hält man das Herz jung? Durch Mittelmeerdiät (siehe Kapitel 4), durch Bewegung (siehe Kapitel 5) und durch Stressreduktion (siehe Kapitel 6) verringern Sie Ihr Herzalter um Jahre und reduzieren Ihr Risiko für Herzinfarkt oder Schlaganfall.

Auch die 5:2-Diät wird Ihre Herzgesundheit verbessern, indem sie Ihr Körpergewicht und Ihre Blutzuckerwerte reduziert. In einer neueren Studie[13] wurden 27 übergewichtige Männer und Frauen zufällig entweder der 5:2-Diät oder einer Standarddiät zugewiesen und sollten jeweils fünf Prozent ihres Körpergewichts abnehmen. Mit der 5:2-Diät gelang dies in 59 Tagen, bei der Standarddiät dauerte es 73 Tage.

Der Blutdruck fiel in der 5:2-Gruppe wesentlich stärker (um neun Prozent im Vergleich zu drei Prozent). Außerdem stellten die Wissenschaftler fest, dass in der 5:2-Gruppe das Fett nach einer fettreichen Mahlzeit wesentlich rascher aus dem Blut entfernt wurde als in der anderen Gruppe. Also erneut sehr gute Ergebnisse für 5:2.

Auf Seite 136 und 269 werden Sie sehen, dass ich Ihnen eine Messung von Blutdruck und Blutzucker vor Beginn der New Fast Diet empfehle. So sehen Sie, wie fit Ihr Herz ist. Sollte die Antwort »nicht so toll« lauten, ist der Anreiz umso größer, die Diät durchzuziehen. Etwas zu tun, bevor es zu einem Herzinfarkt kommt, ist wesentlich schlauer als warten und hoffen.

3. ZEITLICH BEGRENZTE NAHRUNGSAUFNAHME

Die letzte Art des Intervallfastens, die ich Ihnen vorstellen möchte, ist die zeitlich begrenzte Nahrungsaufnahme (Time Restricted Eating, TRE). Sie erfreut sich steigender Beliebtheit vor allem in der Millennium-Generation, bei Bodybuildern und Promis. Der Schauspieler Hugh Jackman erzählte, seine Wolverine-Figur wäre einzig durch eine Form der TRE möglich geworden, nämlich durch 16:8. Ich unterhalte mich beim Haareschneiden gerne mit meinem Friseur. Egal, zu wem ich gehe, sie alle scheinen neuerdings TRE zu machen.

Die TRE-Regeln sind sehr einfach: Man versucht, den Großteil der Kalorien innerhalb eines kleinen Zeitfensters aufzunehmen, also etwa innerhalb von zwölf Stunden (wird dann als 12:12 bezeichnet). Sobald Sie sich über das Zeitfenster im Klaren sind (vielleicht 9 Uhr bis 21 Uhr), essen oder trinken Sie außerhalb dieser Zeit nichts, was Kalorien enthält.

TRE kann einfach darin bestehen, dass Sie etwas früher zu Abend essen und etwas später frühstücken (12:12). So verlängern Sie das normale nächtliche Fasten (die Zeit, in der Sie schlafen und nicht essen) um ein paar Stunden. Sobald Sie sich daran gewöhnt haben, können Sie zu 14:10 oder sogar, wie Hugh Jackman, zu 16:8 (Sie nehmen die gesamten Kalorien innerhalb von acht Stunden zu sich, also etwa zwischen Mittag und 20 Uhr, und fasten 16 Stunden) übergehen.

Wie funktioniert TRE?

Die Idee der »zeitlich begrenzten Nahrungsaufnahme« ist nicht neu; vor mehr als 2500 Jahren schon sagte Buddha seinen Anhängern, dass sie, wenn sie nach der Mittagsmahlzeit nichts mehr essen und bis zum nächsten Morgen fasten würden, einen klaren Geist und ein Gefühl des Wohlbefindens erreichen würden. Aber den entscheidenden wissenschaftlichen Beitrag zu TRE lieferte Dr. Satchin Panda, Professor am Salk Institute in San Diego, einem weltweit führenden Forschungszentrum für Biomedizin und Biowissenschaften.

Ich stieß 2012 auf seine Arbeit, als ich für *The Fast Diet* das Intervallfasten recherchierte. Ich fand im Internet eine Studie, die er und seine Kollegen eben veröffentlicht hatten: »Time restricted feeding without reducing caloric intake prevents metabolic diseases in mice fed a high-fat diet (Zeitlich begrenzte Nahrungsaufnahme ohne Kalorienreduktion beugt Stoffwechselkrankheiten bei Mäusen mit fettreichem Futter vor)«.[14] Sie nahm mir den Atem.

Für diese Studie hatten zwei Gruppen genetisch identischer Mäuse fett- und zuckerreiche Nahrung erhalten. Alle Mäuse erhielten exakt dieselbe Futtermenge, der einzige Unterschied war, dass die Mäuse der einen Gruppe fressen durften, wann sie wollten, während die Mäuse der anderen Gruppe ihr Futter innerhalb eines Zeitfensters von acht Stunden verzehren mussten. Das bedeutete 16 Stunden unfreiwilliges Fasten pro Tag.

Nach 100 Tagen konnte man bemerkenswerte Unterschiede

zwischen den beiden Gruppen beobachten. Die Mäuse, die jederzeit schlemmen durften, nahmen, wie erwartet, stark zu, besonders Bauchfett. Infolgedessen stieg ihr Cholesterin- und Blutzuckerspiegel, es zeigten sich bereits Anzeichen von Leberschäden.

Erstaunlich war, dass die genetisch identischen Mäuse, die dieselbe Nahrung innerhalb eines Zeitfensters von acht Stunden erhielten, vor diesen Auswirkungen geschützt waren. Sie nahmen wesentlich weniger zu und wiesen deutlich weniger Leberschäden auf.

Humanstudien mit TRE

Nachdem ich Dr. Pandas Arbeit gelesen hatte, war ich sehr neugierig, ob TRE bei Menschen ebenso wirken würde. Daher freute es mich sehr, dass ich 2017 gebeten wurde, bei einer der ersten randomisierten Humanstudien zu TRE mitzumachen. Die Studie wurde von Dr. Jonathan Johnston von der Universität Surrey geplant und durchgeführt.[15]

16 gesunde Freiwillige wurden in die Studie aufgenommen. Nach der Bestimmung ihres Körperfettanteils, ihrer Blutzuckerwerte, Blutfette (Triglyzeride) und ihres Cholesterinspiegels wurden sie zufällig einer der beiden Gruppen zugewiesen, den Blauen oder den Roten.

Die Blauen waren die Kontrollgruppe, sie sollten weiteressen wie bisher. Die Roten wurden gebeten, bei ihrer normalen Kost zu bleiben, das Frühstück jedoch 90 Minuten später und das Abendessen 90 Minuten früher einzunehmen. Das bedeutete drei zusätzliche Stunden ohne Nahrungsaufnahme (Fasten) pro Tag. Das Experiment lief 10 Wochen, und alle Teilnehmer führten ein Nahrungs- und Schlaftagebuch, um sicherzugehen, dass sie genauso viel aßen wie normal.

Nach Ablauf der 10 Wochen wurden bei allen Teilnehmern erneut alle Tests durchgeführt. Die Gruppe mit dem späteren Frühstück und früheren Abendessen hatte mehr Körperfett abgebaut, im Schnitt etwa 1,6 Kilo. Sie verzeichnete auch ein stärkeres Absinken der Blutzucker- und Cholesterinwerte als die Kontrollgruppe. Die Unterschiede waren nicht riesengroß, aber signifikant. Den meisten Teilnehmern war es auch nicht besonders schwergefallen.

In einer weiteren kleinen Studie[16] arbeitete Dr. Panda mit Dr. Krista Varady von der Universität Chicago zusammen. Die Teilnehmer waren 23 fettleibige Männer und Frauen. Sie wurden gebeten, nur zwischen 10 Uhr und 18 Uhr zu essen. Innerhalb dieses Zeitraums durften sie essen und trinken, was sie wollten. Außerhalb dieser Zeit waren nur Wasser, Schwarztee, schwarzer Kaffee und zuckerfreie Erfrischungsgetränke erlaubt.

Die Testpersonen hielten sich (größtenteils) daran und nahmen im Verlauf der nächsten zwölf Wochen durchschnittlich zwei Kilo Fett ab. Wiederum kein besonders großer Gewichtsverlust, aber es gab einen starken Rückgang der Insulinresistenz, und die Menschen schliefen besser, waren beim Schlafengehen weniger hungrig und hatten insgesamt mehr Energie.

Ich habe es mit TRE versucht (siehe Seite 66), und es hat sich gelohnt. TRE ist bei einer Reduktion auf 800 Kalorien pro Tag äußerst hilfreich, daher habe ich es in mein Programm aufgenommen.

Das optimale Fastenfenster

Aus den Tierstudien geht hervor, dass sich mit mindestens 16 Stunden Fasten der größte Nutzen erzielen lässt, aber das dürfte für viele Menschen unrealistisch sein. Wo liegt also die Untergrenze?

Dr. Panda sagt: »Die Fettverbrennung erreicht sechs bis acht Stunden nach der letzten Mahlzeit ein beträchtliches Ausmaß und steigt bei mehr als zwölf Stunden Fasten exponentiell an. Das bedeutet, mehr als zwölf Stunden Fasten sind vermutlich besonders wirkungsvoll. Sobald die gewünschte Gewichtsabnahme erreicht ist, können Sie wieder auf elf bis zwölf Stunden Fasten reduzieren, um Ihr Gewicht zu halten.«

Er empfiehlt, nicht von einem Tag auf den anderen 16:8 (16 Stunden Fasten und acht Stunden Essen) zu beginnen, sondern langsam umzustellen. Streben Sie anfangs eine Nahrungsaufnahme innerhalb von zwölf Stunden an, reduzieren Sie diese dann nach einigen Wochen auf zehn Stunden und, wenn es Ihnen immer noch gut geht, irgendwann auf acht Stunden. Das ist fast wie beim Sport. Ganz ohne Vorbereitung einen Marathon zu laufen ist vermutlich keine besonders gute Idee.

Und macht es einen Unterschied, wann Sie fasten / essen?

Die meisten von uns lassen einen anstrengenden Tag gerne mit einem guten Essen ausklingen. Den Großteil der Kalorien früher aufzunehmen wäre jedoch günstig. Unser Körper kann Zucker und Fett morgens oder nachmittags wesentlich besser verwerten als abends. Abends bereitet sich der Körper bereits auf die Nachtruhe vor. Er schätzt es nicht besonders, wenn er den komplizierten Verdauungsprozess erneut hochfahren muss.

Diesem Prinzip wollte ich im Selbstversuch auf den Grund gehen. Ich ließ mir im Nüchternzustand (12 Stunden über Nacht ohne Essen und Trinken) von einem freundlichen Arzt Blut abnehmen. Dann gönnte ich mir genau um 10 Uhr ein klassisches englisches Frühstück mit reichlich Speck, Eiern und Würstchen.

Unmittelbar nach der Mahlzeit ließ ich mir wieder Blut abnehmen und dann halbstündlich über die nächsten Stunden. Anschließend nahm ich bis zum späten Abend nur Wasser zu mir.

Zwölf Stunden nach dem Frühstück, um 22 Uhr, aß ich die zweite Mahlzeit des Tages. Sie war identisch mit dem Frühstück. Speck, Eier und Würstchen. Wieder wurde mir einige Stunden lang regelmäßig Blut abgenommen, bis ich genug hatte und schlafen ging.

Die Ergebnisse der Blutuntersuchungen waren echt schockierend. Sie zeigten, dass meine Blutzuckerwerte nach dem großen englischen Frühstück rasch angestiegen waren, aber innerhalb weniger Stunden wieder im Normalbereich lagen. Auch die Blutfette waren rasch gestiegen, fielen aber nach etwa drei Stunden wieder ab.

Abends sah die Sache allerdings ganz anders aus. Nach einer identischen Mahlzeit waren meine Blutzuckerwerte über mehrere Stunden erhöht. Noch schlimmer war das bei den Blutfetten, die um zwei Uhr morgens immer noch anstiegen – vier Stunden nach dem Essen. Bis wann sie anstiegen, weiß ich nicht, weil ich dann schlafen ging.

Dass unser Körper üppiges Essen spätabends nicht besonders schätzt, zeigt sich aber in vielen Studien. Ein Happen um Mitternacht wirkt sich wesentlich stärker aus als dasselbe Gericht früher am Tag.

TRE und Reflux

Wenn Sie an Reflux (Sodbrennen) leiden, würde ich Ihnen dringend raten, einige Stunden vor dem Schlafengehen nichts mehr zu essen. Wenn Sie in den drei Stunden vor dem Zubettgehen noch essen, besteht die Gefahr, dass teilweise verdaute, magensäuregetränkte Nahrung zurück in die Speiseröhre gelangt. Ein Milchgetränk oder eine Schale Zerealien spätabends als Mittel gegen Sodbrennen bewirkt genau das Gegenteil.

TRE und Krebs

Wie wir gesehen haben, senkt die 5:2-Diät den Insulinspiegel, der ein wichtiger Risikofaktor für Krebs ist. Kann auch TRE das Krebsrisiko reduzieren?

Eine eigene Studie wurde noch nicht durchgeführt. Wissenschaftler zogen jedoch eine große Studie heran, die auf einen gänzlich anderen Zweck ausgelegt war.

Die WHEL-Studie (Women's Healthy Eating and Living)[17] war eine enorm teure Studie. Etwa 2400 amerikanische Frauen mit Brustkrebs wurden zufällig entweder einer fettarmen Ernährung zugewiesen oder erhielten eine Broschüre über die Vorteile von »Fünf am Tag«. Dann wurden sie sieben Jahre lang begleitet, um herauszufinden, ob fettarm etwas bewirken würde.

Die Antwort war ein klares »Nein«. Trotz einer Reduktion des Fettkonsums um 19 Prozent waren die Ergebnisse für die fettarme Ernährung kein bisschen besser als für die Kontrollgruppe.

Das Tolle an dieser Studie war aus Sicht der TRE-Forscher, dass die Frauen aufzeichnen sollten, *was* sie *wann* aßen.

Die Frauen, aus deren Aufzeichnungen hervorging, dass sie über Nacht mehr als 13 Stunden fasteten, hatten ein um 36 Prozent geringeres Risiko für ein Wiederauftreten der Brustkrebserkrankung als jene, die weniger als 13 Stunden fasteten. Die Forscher stellten auch fest, dass Frauen, die meist nach 20 Uhr aßen, deutlich dicker waren. Ein weiterer guter Grund, auf den späten Happen zu verzichten.

TRE im Rahmen der New Fast Diet

TRE bewährt sich bestens bei anderen Diäten, daher empfehle ich es auch im Rahmen meiner New Fast Diet. Es erleichtert das Intervallfasten in vielerlei Hinsicht (nach einer kurzen Übergangsperiode verspürt man keinen Hunger und gerät nicht in Versuchung, spätabends zu naschen) und kann viel zu einem Halten des Gewichts beitragen.

Meri Fatin ist wohlbekannt aus dem australischen Rundfunk. Sie ist 46 Jahre alt, schlank, jugendlich und Mutter von fünf Kindern. Doch vor einigen Jahren wog sie noch mehr als 100 Kilo. Ihre Gewichtsprobleme begannen mit der Geburt ihres ersten Kindes.

»Ich nahm in meiner ersten Schwangerschaft beinahe 30 Kilo zu«, erzählte sie mir, »und dann hatte ich keine Ahnung, wie ich sie wieder loswerden sollte. Ich machte alle möglichen Diäten, von Weight Watchers bis Jenni Cohen, nahm aber immer wieder zu. Ich nahm 22 Jahre lang immer wieder zu und ab, zu und ab.«

Dann war es höchste Zeit für eine Lösung. Also machte sie eine Diät für eine rapide Gewichtsabnahme.

»Ich wusste, wenn ich schnell etwas erreichte, würde ich dabei bleiben. Vieles, was ich darüber gelesen hatte, sprach dafür. Manchmal war es schwierig, Mahlzeiten für die Familie zuzubereiten und selbst nichts zu essen. Aber ich ließ mich nicht hinreißen. Je sichtbarer die Erfolge waren, desto motivierter wurde ich – und desto leichter war es. Ich war überraschend euphorisch.«

Sie nahm in vier Monaten 30 Kilo ab. »Ich hatte nicht wirklich ein Ziel. Die Kilos purzelten, und ich machte einfach weiter. Zuallererst müssen sich wohl die Augen umstellen. Man wird so viel schlanker, als man es je für möglich gehalten hätte. Ich habe jetzt dieselbe Kleidergröße wie in meinen Zwanzigern.«

Zwei Jahre nach dieser drastischen Gewichtsabnahme ist sie immer noch schlank und gesund. Ich fragte, wie sie das macht. »Ich esse vor allem Gemüse, aber nicht sklavisch. Ich bin eine Vegetarierin, die manchmal Fleisch isst, eine Antialkoholikerin, die manchmal Alkohol trinkt. Zucker gehe ich möglichst aus dem Weg, weil er mich süchtig macht.«

Eine feste Regel gibt es für sie. »Ich versuche, das Essen jeden Tag auf acht Stunden zu beschränken. Ich esse also nach 16 Uhr nichts mehr. In meiner Familie haben sich alle daran gewöhnt. Ich setze mich zum Abendessen zu ihnen, esse aber nichts. Meine Familie hat begriffen, dass das, was ich für meine Gesundheit und damit auch für sie getan habe, sehr viel wichtiger ist, als gegen die Regel zu verstoßen.«

Zusammenfassend:

* Es gibt verschiedene Methoden des Intervallfastens.
* Eine fünftägige Fastenperiode kann Ihr Immunsystem neu einstellen und die Wirkung einer Chemotherapie verstärken.
* Intervallfasten aktiviert die sogenannte Autophagie, wörtlich Selbstverzehr, und schaltet den Körper auf Reparaturmodus.

* Studien zeigen, dass 5:2 nicht nur zur Gewichtsabnahme und Verbesserung der Insulinwirkung gut ist, sondern auch dem Gehirn zugutekommt, das Risiko für Herzerkrankung verringert und den Blutzucker senkt.
* TRE ergänzt das Intervallfasten, kann die Gewichtsabnahme unterstützen und das Halten des Gewichts erleichtern.

KAPITEL 3

WAS FÜR RAPIDE GEWICHTSABNAHME SPRICHT

Eine weitere Revolution in der Gewichtsabnahme, neben dem Intervallfasten, betrifft die Renaissance der rapiden Gewichtsabnahme. Diäten, bei denen die Kalorien pro Tag auf 800 beschränkt werden – an jedem Tag und für bis zu 20 Wochen. Diäten, mit denen man in drei Monaten etwa 14 Kilo abnehmen kann.

Man hat uns immer wieder erzählt, dass eine rapide Gewichtsabnahme wirkungslos und vergeblich ist: Wer rasch abnimmt, nimmt noch rascher wieder zu. Aber die neuesten Forschungen sagen etwas anderes. Hier sind einige Dinge, die ich während der Recherchen für dieses Buch von Gewichtsabnahmeexperten gelernt habe:

1. Rapide Gewichtsabnahme führt nicht häufiger zu rapider Gewichtszunahme als langsames und stetiges Abnehmen.
2. Wer rasch abnimmt, wird sein Ziel eher erreichen, als wer langsam abnimmt.
3. Wie viel Sie in den ersten Wochen einer Diät abnehmen, sagt viel darüber aus, wie viel Sie auf lange Sicht (und dauerhaft) abnehmen werden.

Ich werde Ihnen zeigen, wie Sie eine sehr rasche Gewichtsabnahme sicher und wirksam in meine New Fast Diet einbauen können. Zunächst werfen wir jedoch einen Blick auf drei neue wissenschaftliche Studien, die zeigen, wie erfolgreich und wirksam eine rapide Gewichtsabnahme sein kann.

Die DIRECT-Studie

Wie ich bereits in der Einleitung zu diesem Buch erwähnte, stieß ich 2014 auf eine scheinbar verrückte Behauptung: dass Menschen mit einer rapiden Gewichtsabnahme nicht nur schnell viel abnehmen, sondern auf diese Weise auch Fett aus ihrer Leber entfernen und eine Umkehrung ihres Typ-2-Diabetes erreichen.

Diese gewagte Behauptung stammte von Dr. Roy Taylor, Professor für Medizin und Stoffwechsel an der Universität Newcastle und einer der führenden Diabetes-Experten Europas. Als wir uns kennenlernten, zeigte er mir einige seiner Studien, aus denen hervorging, dass Typ-2-Diabetes (jene Art des Diabetes, die in späteren Jahren auftritt) durch eine rapide Gewichtsabnahme in Remission gehen kann, vielleicht sogar »geheilt« werden kann.

Er erklärte mir, der Grund für Typ-2-Diabetes wäre bei den meisten Menschen ein Übermaß an Bauchfett. Im Gegensatz zu dem Fett an Po und Oberschenkeln breitet sich das Bauchfett oder viszerale Fett auch in die Leber und Bauchspeicheldrüse aus und erschwert die Kommunikation zwischen diesen Organen. Mit der Zeit kann daraus Typ-2-Diabetes werden.

Dass die Bauchspeicheldrüse verstummt, heißt jedoch noch nicht, dass man sie nicht wieder aktivieren kann. Die beste Methode dafür? Eine drastische Gewichtsabnahme. Rasch.

Roy erklärte mir, dass ich meinen Blutzucker mit 5:2 zurück in den Normalbereich bringen konnte, weil ich mehr als zehn Prozent meines Körpergewichts abgenommen und Fett aus meiner Leber und Bauchspeicheldrüse beseitigt hatte.

Das, wovon Roy hier sprach, war eine ganz große Sache. Typ-2-Diabetes ist weltweit jene chronische Erkrankung mit den höchsten Zuwachsraten. Mehr als 400 Millionen Menschen leiden daran, und mit Medikamenten lassen sich zwar die Symptome zum Teil beherrschen, die Wirkung auf die Grunderkrankung ist aber begrenzt.

Wenn Roy recht hatte und Typ-2-Diabetiker ihre Blutzuckerwerte zurück in den Normalbereich bringen konnten, war das ein entscheidender Durchbruch. Roy hatte in Humanstudien gezeigt, dass dies durch Diät sicher möglich war, aber die meisten Ärzte blieben skeptisch.

»Sie glauben nicht, dass die Patienten das machen werden«, sagte er mir, »und sie glauben nicht, dass es funktionieren wird.«

Roy wusste, dass er eine wirklich große Studie brauchte, um die Skeptiker zu überzeugen. Zusammen mit seinem Kollegen Professor Mike Lean von der Universität Glasgow überredete er die gemeinnützige Organisation Diabetes UK zu einer Spende von 1,6 Millionen Pfund für die DIRECT-Studie (DIabetes REmission Clinical Trial).[18]

Roy und Mike begannen mit der Aufnahme von 298 Patienten aus allgemeinärztlichen Praxen in Schottland und Nordostengland. Die Patienten wurden zufällig zwei Gruppen zugewiesen, entweder einer Diät mit 800 Kalorien pro Tag, die vorwiegend aus Mahlzeitenersatz in Form von Shakes bestand und verhaltensorientierte Unterstützung umfasste, oder der besten konventionellen Beratung und Unterstützung. Die Patienten wurden über mindestens ein Jahr begleitet. Die gesamte Studie dauerte mehr als vier Jahre.

Als die Ergebnisse im Februar 2018 in *The Lancet* publiziert wurden, waren sie erstaunlich:

* Die Teilnehmer in der 800-Kalorien-Gruppe hatten im Schnitt zehn Kilo abgenommen, jene in der Kontrollgruppe ein Kilo.
* Ein Viertel der Personen in der 800-Kalorien-Gruppe hatte mehr als 15 Kilo abgenommen. Das hatte in der Kontrollgruppe niemand geschafft.
* Fast die Hälfte der Teilnehmer in der 800-Kalorien-Gruppe konnte ihre Blutzuckerwerte zurück in den Normalbereich bringen, obwohl sie die Diabetes-Medikamente absetzten. Je mehr sie abnahmen, desto höher waren die Chancen, die

Bauchspeicheldrüse wieder zu aktivieren: 86 Prozent der Personen mit einer Gewichtsabnahme von mehr als 15 Kilo erreichten eine Remission (d. h. der Blutzucker erreichte wieder normale Werte, obwohl sie alle Medikamente absetzten).

Mike war hocherfreut über die Ergebnisse und sagte: »Angesichts dieser Ergebnisse wäre es als unethisch anzusehen, Menschen mit Typ-2-Diabetes *nicht* die notwendige Unterstützung für zumindest einen Versuch zu gewähren. Die meisten Patienten wollen ernsthaft versuchen, eine Remission zu erreichen, und unser Gesundheitssystem könnte eine Menge Geld sparen.«

Roy war auch begeistert, wie klar die Erkenntnisse waren. Er meint, dass diese Studie die Diabetes-Therapie nachhaltig verändern wird, streitet aber nicht ab, dass noch wichtige Fragen offen sind. Die Wissenschaftler werden die Patienten weiterhin begleiten, um zu sehen, wie viele ihr Gewicht halten und den Diabetes in Schach halten können.

Mikes Geschichte

Wie bereits erwähnt schrieb ich bald, nachdem ich Roy kennengelernt hatte, mit seiner Hilfe *Die 8-Wochen-Blutzuckerdiät*, in welcher ein ähnliches Schema mit 800 Kalorien pro Tag für eine rapide Gewichtsabnahme vorgestellt wird. Seither haben sich Tausende Menschen bei mir gemeldet, die mit der Diät ihren Diabetes umkehren konnten.

Menschen wie Mike Cunningham, der viele Jahre an Typ-2-Diabetes gelitten hatte, bevor er mein Buch las und beschloss, es mit der 800-Kalorien-Methode zu versuchen. Dazu motivierte ihn das Schicksal seiner jüngeren Schwester Angela.

»Meine wunderschöne Schwester Angela«, schrieb er, »erkrankte während ihrer Schwangerschaft neu an Diabetes.«

Schwangerschaftsdiabetes – hoher Blutzucker – tritt bei fast zehn Prozent der Frauen auf. Bei den meisten normalisiert sich der Blutzucker nach der Geburt wieder. Bei Angela nicht. Trotz der Medikamente trat nach einiger Zeit eine der häufigsten Diabetes-Komplikationen auf, eine Infektion im Bein.

Daraus entstand eine Sepsis. Trotz Antibiotika kam es so weit, dass ein Teil ihres Beines amputiert werden musste. Sie blieb noch weitere 16 Wochen auf der Intensivstation, und die Ärzte kämpften um ihr Leben. Vergeblich. Sie verstarb mit nur 45 Jahren.

»Die Erinnerung an Angie und die Abschaltung der lebenserhaltenden Maschinen veranlassten mich, mit der Diät zu beginnen und nicht aufzugeben«, schrieb Mike. »Ich war entschlossen, nicht aufzugeben und mich nicht einfach auf Medikamente zu verlassen.«

Als er anfing, wog er 97 Kilo. Innerhalb weniger Monate war er auf 69 Kilo. Das Fett schmolz dahin, die Taille reduzierte sich von ungesunden 95 Zentimetern auf sehr gesunde 83 Zentimeter.

Seine Blutzuckerwerte fielen dramatisch, ebenso das Cholesterin. Er konnte alle Medikamente absetzen, Insulin, Metformin und Gliclazid.

»Ich musste Hürden überwinden«, sagte er, »etwa Familienfeiern. Ich bin beruflich viel unterwegs und habe Mühe, Restaurants oder Hotels mit einem gesunden Angebot zu finden.«

Aber es wurde mit der Zeit leichter, weil er die Freude an echtem Essen entdeckte.

»Ich möchte mich von ganzem Herzen bei allen bedanken, die daran beteiligt waren. Ich habe so viel über gutes Essen gelernt und achte jetzt sehr viel mehr darauf, was mir persönlich guttut. Ich meide industriell bearbeitete Lebensmittel gänzlich. Mein Leben hat sich grundlegend gewandelt.«

Die PREVIEW-Studie

Eine rapide Gewichtsabnahme mit 800 Kalorien ist eine Herausforderung, doch Typ-2-Diabetiker haben sehr gute Gründe. Würde sich die rapide Gewichtsabnahme auch für Menschen ohne Typ-2-Diabetes bewähren? Würden sie durchhalten?

Zwei weitere große Studien, deren Ergebnisse 2018 publiziert wurden, sprechen dafür.

Die PREVIEW-Studie[19] zielte darauf ab, das Fortschreiten eines Prädiabetes zum Diabetes zu verhindern. Prädiabetes, erhöhte Blutzuckerwerte, die noch nicht im diabetischen Bereich liegen, ist sehr häufig. Etwa ein Drittel der erwachsenen Bevölkerung ist davon betroffen. Meist treten keinerlei Symptome auf, ohne Tests offenbart sich das Problem also nicht.

Zu Beginn der Studie hatten alle Teilnehmer – 2326 Männer und Frauen mittleren Alters aus acht Ländern (Großbritannien, Dänemark, Finnland, Niederlande, Bulgarien, Spanien, Neuseeland und Australien) – Prädiabetes. Nach den üblichen Untersuchungen wurden sie gebeten, acht Wochen lang eine Diät mit 800 Kalorien pro Tag einzuhalten.

Die Ergebnisse dieser umfangreichen Studie wurden im August 2018 veröffentlicht und zeigten eine durchschnittliche Gewichtsabnahme von elf Kilogramm in nur acht Wochen. Das meiste davon war Fett, der Bauchumfang reduzierte sich im Schnitt um zehn Zentimeter.

Viele der Teilnehmer konnten ihren Blutzuckerspiegel zurück in den Normalbereich bringen, und es gab nur wenige Nebenwirkungen, abgesehen von Obstipation (Verstopfung, 7 %) und Kopfschmerzen (3 %).

Das beste Mittel gegen beide ist übrigens, mehr Wasser zu trinken.

Geplant ist eine Nachbeobachtung der Teilnehmer über viele weitere Jahre, um zu sehen, ob sie ihr Gewicht halten und den Diabetes in Schach halten können.

Die DROPLET-Studie

Unmittelbar auf DIRECT und PREVIEW folgte eine weitere Studie zu rapider Gewichtsabnahme mit 800 Kalorien, die von Wissenschaftlern der Universität Oxford durchgeführt wurde. Für diese sogenannte DROPLET-Studie[20] wurden 278 fettleibige Erwachsene zwei Gruppen zugewiesen. Eine Gruppe erhielt 800 Kalorien pro Tag in Form von Mahlzeitenersatz, also Suppen und Shakes, die andere folgte einem Standard-Diätprogramm mit langsamer und stetiger Gewichtsabnahme.

Die erste Gruppe stellte nach acht Wochen Mahlzeitenersatz allmählich auf normale Nahrungsmittel um. Sie erhielt auch verhaltensorientierte Unterstützung.

Nach einem Jahr hatte die Gruppe mit der rapiden Gewichtsabnahme im Schnitt 10,7 Kilo abgenommen, jene mit der Standarddiät drei Kilo.

Susan Jebb, Professor für Ernährung und öffentliche Gesundheit an der Universität Oxford und Leiterin der Studie, war über die Ergebnisse sehr erfreut. »Das ist phänomenal – unglaublich – so etwas hat es in der Primärversorgung noch nicht gegeben.«

Sie vermutet, dass sich die Gruppe mit der rapiden Gewichtsabnahme wohl auch deswegen so gut geschlagen hat, weil diese Art der Gewichtsabnahme äußerst motivierend wirkt: »Während der schwierigen ersten Wochen ist die Sache neu und aufregend … Diese anfängliche Begeisterung müssen wir nutzen, um eine echte, möglichst hohe Gewichtsabnahme zu erzielen.«

Wie andere Gewichtsabnahmespezialisten, mit denen ich gesprochen habe, meint auch sie, es gäbe keine wissenschaftlichen Belege für die oft gehörten Behauptungen, durch eine rasche Gewichtsabnahme würde der Stoffwechsel stark verlangsamt oder die Menschen würden hinterher umso rascher wieder zunehmen. Stattdessen würden Studien durchgängig zeigen, dass man aus der anfänglichen Gewichtsabnahme auf die langfristige schließen kann.

»Die Gewichtsabnahme nach vier Wochen und ganz sicher nach zwölf Wochen sagt viel darüber aus, was später sein wird. In einer früheren Studie konnten wir zeigen, dass man aus der Gewichtsabnahme nach zwölf Wochen die Gewichtsabnahme nach zwei Jahren vorhersagen kann.«

Und Frau Professor Jebb empfindet es als ausgesprochen frustrierend, wie langsam der nötige Wandel in Gang kommt. »In diesem Bereich der Medizin gibt es neue Erkenntnisse zuhauf, aber die Praxis ändert sich nicht. Hätten wir ein Medikament gefunden, das die Wirkung von DIRECT (Roy Taylors Diabetes-Studie) erzielt, würde die ganze Welt davon sprechen … Wir haben hier etwas Wirksames, das obendrein wenig kostet. Aber wir nützen es nicht. Ich finde das einfach unglaublich.«

F&A

Werde ich nach einer rapiden Gewichtsabnahme nicht das gesamte Gewicht gleich wieder zunehmen?

Nein, sagen die Fachleute, mit denen ich gesprochen habe. Die eben zitierten Studien liefen über ein Jahr, und erneute Gewichtszunahme war nach der rapiden Gewichtsabnahme nicht häufiger als nach der langsamen. Die rapide Gewichtsabnahme führte sogar zu einer deutlich höheren dauerhaften Gewichtsabnahme.

Wie Professor Mike Lean, Leiter der Ernährungswissenschaft an der Universität Glasgow, sagte: »Langsame Gewichtsabnahme ist eine Tortur. Mit der schnellen Methode erzielen die Menschen auf lange Sicht bessere Ergebnisse. Entgegen der Meinung vieler Ernährungswissenschaftler können Menschen, die rascher, energischer abgenommen haben, das Gewicht eher langfristig halten.«

Die Allgemeinärztin Susie kann das nur bestätigen. Sie verlor mit meiner Blutzuckerdiät in nur acht Wochen 15,5 Kilo und hält ihr Gewicht seit mehr als drei Jahren. »Ich bin voller Energie. Glücklicher. Ich habe meinen Hunger zum ersten Mal wirklich im Griff.«

Eine australische Studie an 200 Fettleibigen, die für zwölf Wochen auf eine Diät mit 800 Kalorien zur rapiden Gewichtsabnahme gesetzt wurden, zeigte, dass die Teilnehmer nicht nur mehr abnahmen als bei einer langsamen Diät, sondern vier Jahre später immer noch schlanker waren.[21] Wie zwei führende Gewichtsabnahmeexperten, Dr. Corby Martin und Professor Kishore Gadde vom Pennington Biomedical Research Center, Baton Rouge, es ausdrückten: »Die Mär, eine rapide Gewichtsabnahme ginge mit einer rapiden Gewichtszunahme einher, hat nicht mehr Wahrheitsgehalt als die Fabeln des Aesop.«

Allerdings muss eine rapide Gewichtsabnahme richtig gemacht werden. Wenn Sie Medikamente einnehmen, müssen Sie vor Beginn mit Ihrem Arzt sprechen.

Egal, für welche Diät Sie sich entscheiden, Sie müssen unbedingt ausreichend Protein (mindestens 50–60 Gramm pro Tag) zu sich nehmen, damit nicht Muskelmasse abgebaut wird. Und Sie müssen die Versorgung mit allen anderen essenziellen Nährstoffen sicherstellen – verrückte Dinge wie eine Kohlsuppendiät oder eine Diät nur mit grünen Säften sollten Sie beispielsweise meiden. Die Speisepläne in diesem Buch sind sicher und langfristig umsetzbar.

Verlangsamt sich mein Stoffwechsel nicht, wenn ich rapide Gewicht abnehme?

Die Furcht vor dem »Hungermodus« ist einer der Gründe, warum so viele Menschen denken, dass Diäten, vor allem mit rapider Gewichtsabnahme, nicht funktionieren.

Die Überzeugung gründet sich auf das Minnesota Hungerexperiment[22], eine Studie, die während des Zweiten Weltkriegs durchgeführt wurde. Schlanke junge Freiwillige erhielten dafür kalorienarme Kost (etwa 1500 Kalorien pro Tag), die vorwiegend aus Rüben und Kartoffeln bestand.

Nach sechs Monaten mit dieser sehr proteinarmen Ernährung, als ihr Körperfettanteil unter zehn Prozent gefallen war, reduzierte sich ihr Grundumsatz (die Energie, die der Körper für die Aufrechterhaltung grundlegender Funktionen verbraucht) drastisch. Das war eine Extremsituation.

Ein neueres Experiment über die Auswirkungen kurzfristiger Kalorienrestriktion[23] erbrachte ganz andere Ergebnisse. Für dieses Experiment sollten elf gesunde Freiwillige 84 Stunden (etwas weniger als vier Tage) lang fasten.

Die Forscher stellten dabei fest, dass sich der Stoffwechsel der Teilnehmer während des Fastens beschleunigte. Am dritten Tag arbeitete er im Durchschnitt um 14 Prozent schneller.

Egal, auf welche Weise Sie abnehmen, rasch oder langsam, Ihr Stoffwechsel wird sich in jedem Fall verlangsamen, weil Sie weniger Gewicht mit sich herumtragen. Deswegen ist es auch so wichtig, dass Sie sich während der Diät bewegen. Und es kommt auch darauf an, was Sie während der Gewichtsabnahme essen (siehe unten).

Und auf lange Sicht?

Einer der besten Wege, die Muskelmasse und den Grundumsatz zu erhalten, ist eine kohlenhydratarme Ernährung in der Anfangsphase der Diät mit 800 Kalorien. In einer neueren spanischen Studie[24] wurden 20 Fettleibige auf eine sehr kohlenhydratarme Diät mit 800 Kalorien gesetzt. Die Teilnehmer nahmen in vier Monaten im Schnitt 20 Kilo ab (80 Prozent davon Fett), doch ihr Grundumsatz sank nur um acht Prozent.

Die Forscher führen das auf die leichte Ketose zurück, die durch kohlenhydratarm und kalorienarm ausgelöst wird. Sie bewirkte nicht nur den Erhalt der Muskelmasse, sondern reduzierte auch den Hunger.

The New Fast Diet ist eine leicht ketogene Diät, bei der Sie wesentlich mehr Fett und Protein im Verhältnis zu Kohlenhydraten essen als normal, insbesondere während der Phase der rapiden Gewichtsabnahme. Mehr darüber später.

Wenn ich wieder zunehme, wird es dann schlimmer sein als zuvor?

Niemand macht eine Diät und möchte anschließend wieder zunehmen, aber es kommt vor. Als ich Professor Jebb fragte, ob es zu einer Verschlechterung kommt, verneinte sie nachdrücklich. »Die schädlichen Auswirkungen der Fettleibigkeit hängen vom Ausmaß des Übergewichts ab und auch davon, wie lange Sie die überschüssigen Kilos schon mit sich herumschleppen. Selbst wenn Sie nur für ein paar Jahre leichter sind als sonst, bringt das schon beträchtliche gesundheitliche Vorteile.«

Sie empfiehlt regelmäßiges Abwiegen. Sobald Sie merken, dass Sie wieder zunehmen, sollten Sie möglichst rasch handeln und dem einen Riegel vorschieben. Aus ein paar Kilos können schnell viele Kilos werden.

Wie ist es bei rapider Gewichtsabnahme mit Bewegung?

Es gibt keinen Grund, mit dem Training aufzuhören. Bewegung lässt die Ketose sogar rascher einsetzen und erhält die Muskelmasse. Allerdings würde ich Ihnen nicht empfehlen, Aktivitäten zu versuchen, bei denen viele Kalorien verbrannt werden – laufen Sie keinen Marathon! Nach meiner Erfahrung sind Liegestütze und Joggen durchaus drin und oft eine willkommene Ablenkung vom Fasten. Ich stelle auch fest, dass mein rechtes Knie, das zur Osteoarthritis neigt (dank einer alten Sportverletzung), beim Fasten viel besser wird. Das erleichtert das Laufen.

Wer sollte keine Diät mit rapider Gewichtsabnahme machen?

Wie bei jeder Diät gilt, wenn Sie Bedenken irgendwelcher Art haben, sprechen Sie vorher mit Ihrem Arzt. The New Fast Diet ist eine wirkungsvolle therapeutische Maßnahme, daher sollten Sie vor Beginn unbedingt abklären, ob die folgenden Dinge auf Sie zutreffen.

Machen Sie diese Diät nicht, wenn Sie:

- noch keine 18 Jahre alt sind.
- stillen, schwanger sind oder sich einer Fruchtbarkeitsbehandlung unterziehen. Wenn Sie schwanger sind und die Gefahr (oder Vorgeschichte) eines Schwangerschaftsdiabetes besteht, kommt eine Mittelmeerdiät in Betracht.
- untergewichtig sind und/oder der Verdacht auf eine Essstörung besteht bzw. schon einmal eine Essstörung aufgetreten ist.

- an einer psychischen Erkrankung leiden oder in der Vergangenheit mit Drogenmissbrauch zu kämpfen hatten.
- auf eine Krankheitsdiagnose warten oder in Therapie sind, oder wenn Ihre Fähigkeit zur Einhaltung der Diät durch eine gesundheitliche Störung beeinträchtigt wird.
- in der jüngeren Vergangenheit (in den letzten drei Monaten) ein kardiales Ereignis, einen Myokardinfarkt oder einen Schlaganfall hatten bzw. ein Herzfehler vorliegt.
- eine unbehandelte Herzerkrankung, unbehandelten Bluthochdruck oder Niereninsuffizienz haben.
- gesundheitlich angeschlagen sind, Fieber haben, gebrechlich sind oder eine größere Operation hinter sich haben (in den letzten sechs Monaten).

Vorsicht – besprechen Sie folgende Aspekte immer mit Ihrem Arzt:

- Sie haben eine Grunderkrankung.
- Sie erhalten Insulin – dann müssen Sie eingehend von einer Gesundheitsfachkraft beraten werden, die auch Ihren reduzierten Bedarf an Medikamenten/Insulin berechnen muss, um eine gefährliche Unterzuckerung zu vermeiden.
- Sie leiden an Typ-2-Diabetes und erhalten Medikamente. Die Medikamente müssen eventuell niedriger dosiert oder abgesetzt werden, wenn sich die Blutzuckerwerte bessern, um Unterzuckerung zu vermeiden.
- Sie nehmen Diabetes-Medikamente und haben eine »Hypoglykämie-Wahrnehmungsstörung«.

- Sie nehmen Blutdruckmedikamente. Diese müssen eventuell niedriger dosiert oder abgesetzt werden, wenn der Blutdruck sinkt.
- Sie nehmen andere Medikamente, zum Beispiel Warfarin.
- Sie leiden an mittelschwerer oder schwerer Retinopathie; hier muss eine zusätzliche Kontrolluntersuchung innerhalb von sechs Monaten gemacht werden, weil sich Retinopathie manchmal verschlimmert, wenn die Blutzuckerwerte besser werden.
- Sie leiden an Epilepsie (es gibt Anzeichen, dass eine kohlenhydratarme ketogene Diät eine Besserung der Epilepsie bewirkt).
- Sie sind schwanger: Fasten/kalorienarme Diäten sind natürlich zu vermeiden.

Wenn Sie an Typ-2-Diabetes oder Prädiabetes leiden, gehen Sie auf die Website der DIRECT-Studie, wo Sie eingehende Informationen und Ernährungsratschläge finden.[25]

Eine rapide Gewichtsabnahme ist eine echte Herausforderung (was wiederum nutzbringend ist). Wenn Fasten nichts für Sie ist, werden Sie es eventuell vorziehen, einfach nur die kohlenhydratarmen mediterranen Rezepte in diesem Buch zu verwenden, ohne die Zahl der Kalorien maßgeblich zu reduzieren.

KAPITEL 4

WAS ICH AN DER MITTELMEERDIÄT SO SCHÄTZE

Die Rezepte in diesem Buch basieren auf der mediterranen Ernährungsweise. Die Mittelmeerdiät sieht reichlich gesunde, natürliche Fette, Nüsse und Fisch sowie Gemüse und Hülsenfrüchte vor, die viele gesundheitsfördernde Vitamine und Mineralstoffe enthalten.

Dass ich so für die Mittelmeerdiät schwärme, liegt nicht nur am köstlichen Geschmack. Es gibt jede Menge solide wissenschaftliche Beweise, dass diese Ernährungsweise das Risiko für Herzerkrankung, Krebs, Typ-2-Diabetes, Depressionen und Demenz verringert. Auch wenn man erst im mittleren Alter damit beginnt, erhöht sie noch die Lebenserwartung.

Die Bezeichnung »Mittelmeerdiät« ist insofern ein wenig irreführend, als es sich dabei nicht um Speisen handelt, die wir mit einem Urlaub in Italien oder Griechenland in Verbindung bringen. Sie umfasst beispielsweise nicht große Mengen an Pizza und Pasta und auch nicht die klebrig süßen Desserts, die in vielen griechischen Restaurants angeboten werden.

Die Mittelmeerdiät war vielmehr die traditionelle Ernährungsweise der Menschen im Mittelmeerraum, bevor diese Region, wie so viele andere, von Junkfood überschwemmt wurde.

Auch in den Mittelmeerländern wurden mittlerweile Gemüse, Fisch und Olivenöl vielfach durch Süßigkeiten, Limonaden und Fastfood verdrängt. Nur noch etwa zehn Prozent der Italiener essen heute traditionelle Mittelmeerkost – mit schlimmen Folgen für den Bauchumfang. Die italienischen Kinder früherer Generationen waren schlank und gesund, doch heute sind sie beinahe so dick wie amerikanische Kinder. Seltsamerweise essen Skandinavier weit häufiger mediterran als die Menschen, die im Mittelmeerraum leben.

Was genau ist also eine gesunde mediterrane Ernährung?

Es gibt viele verschiedene Versionen der Mittelmeerdiät. Mein Ansatz beruht auf einer der größten und wichtigsten Ernährungsstudien aller Zeiten: der PREDIMED-Studie.[26]

Für diese Studie gewannen spanische Wissenschaftler im Jahr 2013 mehr als 7400 Personen, übergewichtige spanische Männer und Frauen mittleren Alters, und wiesen sie zufällig entweder einer mediterranen oder einer fettarmen Ernährung zu. Beide Gruppen wurden angehalten, viel frisches Obst, Gemüse und Hülsenfrüchte (wie Bohnen, Linsen und Erbsen) zu essen. Vom Konsum gezuckerter Getränke, Kuchen, Süßigkeiten und Feingebäck wurde ihnen abgeraten, ebenso von zu viel Fleischprodukten (wie Speck oder Salami).

Jene in der Mittelmeerdiät sollten reichlich Eier, Nüsse und fetten Fisch sowie viel Olivenöl verzehren. Sie sollten sich außerdem ein wenig dunkle Schokolade und gelegentlich ein Glas Wein zum Abendessen gönnen.

Die Gruppe mit der fettarmen Diät sollte fettarme Milchprodukte und viele Stärkelieferanten wie Brot, Kartoffeln, Nudeln und Reis essen.

Die Wissenschaftler beobachteten die Teilnehmer über Jahre hinweg, ließen sie Ernährungstagebücher führen und behielten ihre Gesundheit mittels medizinischer Untersuchungen, Blut- und Harntests sowie über Fragebögen im Auge. Jedem Teilnehmer wurde ein »M-Wert« zugewiesen, in welchem die Einhaltung der Grundsätze der Mittelmeerdiät zum Ausdruck kam.

Innerhalb von drei Jahren zeigten sich dramatische Unterschiede zwischen den beiden Gruppen. Die Teilnehmer mit einem hohen M-Wert waren nicht nur schlanker, sie waren auch viel gesünder und wiesen ein reduziertes Risiko für zahlreiche Krankheiten auf.

Zu den Vorteilen gehörten:

* 30 Prozent weniger Risiko für Herzinfarkt oder Schlaganfall.
* 58 Prozent weniger Risiko für Typ-2-Diabetes.
* 51 Prozent weniger Risiko für Brustkrebs.
* ein geringeres Risiko für kognitive Degeneration.

So erzielen Sie einen hohen M-Wert

Einen hohen M-Wert können Sie einfach mit den folgenden Maßnahmen erreichen:

1. Weniger Zucker und Stärke

Reduzieren Sie süße und stärkereiche Nahrungsmittel wie Kuchen, Süßigkeiten, Kekse, Chips, Fruchtsäfte und Erfrischungsgetränke. Diese erhöhen Ihren Blutzucker rasch und stark, verursachen eine hohe Insulinausschüttung und Gewichtszunahme. Konsumieren Sie diese nach Möglichkeit nicht öfter als zweimal pro Woche.

Hüten Sie sich auch vor Lebensmitteln, die rasch in Zucker zerlegt werden, das sind etwa:

- Kartoffeln, Brot, weißer Reis und weiße Nudeln.
- die meisten Zerealien und Hafer-Schmelzflocken (Hafergrütze und klassische Haferflocken sind o. k.).
- süße tropische Früchte wie Mango, Ananas, Weintrauben, Melonen und Bananen, da diese reichlich Zucker enthalten. Wählen Sie stattdessen Beeren, Äpfel oder Birnen. Essen Sie maximal ein oder zwei Stück Obst pro Tag, vorzugsweise nach den Mahlzeiten.
- stark bearbeitete Lebensmittel. 70 Prozent der industriell bearbeiteten Lebensmitteln wird Zucker zugesetzt. Lesen Sie die Nährwertangaben, bedenken Sie dabei aber, dass es für Zucker mehr als 70 verschiedene Namen gibt.

2. Essen Sie mehr natürliche, gesunde Fette

Viele Menschen denken immer noch, dass Fett dick macht und die Arterien verstopft. Ich konnte Sie hoffentlich überzeugen, dass dem nicht so ist. Essen Sie gesunde Fette in Nahrungsmitteln wie Olivenöl, Lachs, Tunfisch, Vollmilchprodukten, Avocado, Nüssen und Samen. Diese natürlichen Fette sind gut für Bauchumfang und Herz und sättigen anhaltend.

3. Essen Sie ausreichend Eiweiß

Das bedeutet großzügige Mengen an fettem Fisch, Meeresfrüchten, Hähnchen, ein wenig rotes Fleisch, Eier, Tofu, Bohnen, Hülsenfrüchte, Milchprodukte und Nüsse. Wenn Sie Vegetarier oder Veganer sind, gibt es Alternativen (siehe Seite 108). Sie brauchen mindestens 50–60 Gramm Eiweiß pro Tag, jeden Tag. Der Eiweißbedarf steigt mit dem Alter. Allerdings sollten Sie Fleischprodukte wie Würste, Speck und Salami meiden, weil diese keine besonders gesunden Eiweißlieferanten sind. Die meisten enthalten viel Salz, Nitrate und andere Konservierungsstoffe.

4. Essen Sie reichlich grünes und farbenfrohes Gemüse

Besonders wichtig sind große Mengen an dunkelgrünem Blattgemüse, wie Spinat, Brokkoli, Kopfkohl, Grünkohl, und Salat, sowie Gemüse in bunten Farben – diese enthalten sehr wenige Kalorien, aber viele essenzielle Vitamine und Nährstoffe. Außerdem liefern sie viele Ballaststoffe, was den »guten« Mikroben in Ihrem Darm zugutekommt.

5. Umstieg auf Vollkorn und Hülsenfrüchte

Essen Sie mehr »komplexe Kohlenhydrate«, die viele Ballaststoffe enthalten. Ersetzen Sie also weiße Nudeln und weißen Reis durch Vollkorn und Hülsenfrüchte wie: Linsen, Bohnen, Quinoa, Wildreis und Buchweizen. Ziehen Sie Mehrkorn-, Saaten- oder Roggenbrot dem Weißbrot vor. Von den Ballaststoffen in diesen Nahrungsmitteln profitieren wiederum die guten Bakterien in Ihrem Darm. Während der rapiden Gewichtsabnahme und der 5:2-Phase der Diät sollten Sie allerdings nur wenig Vollkorn konsumieren. Getreide würde Sie am Erreichen einer leichten Ketose hindern.

6. Vermeiden Sie Snacks zwischen den Mahlzeiten und spätabends

Ständiges Essen stoppt die Fettverbrennung. Wenn es unbedingt sein muss, knabbern Sie stärkefreies Gemüse, etwa Brokkoli, Gurke oder Stangensellerie, eine kleine Handvoll Nüsse oder ein paar Stückchen Käse. Obst ist weniger günstig, besonders, wenn Sie abnehmen möchten.

7. Gesunde Getränke

Reichlich schwarzer Tee, Früchtetee, schwarzer Kaffee und Wasser. Ab und zu ein Glas Rotwein zu einer Mahlzeit an Nicht-Fastentagen geht in Ordnung.

An 800-Kalorien-Tagen meiden Sie Alkohol am besten gänzlich.

Die Mittelmeerdiät ist mehr als nur eine Diät. Neue Gewohnheiten und dauerhafte Veränderungen der Lebensweise sind integrale Bestandteile. Weniger industriell bearbeitete Lebensmittel, Fertigprodukte und Fastfood und mehr (möglichst) frisch zubereitete, vollwertige Mahlzeiten sind ein Aspekt. Wichtig ist auch langsames, genüssliches Essen in Gesellschaft von Familie und Freunden. Allzu oft nehmen wir nicht einmal wahr, was wir in uns hineinstopfen. Essen Sie also nicht vor dem Fernseher. Genießen Sie die Mahlzeit ganz bewusst.

Mittelmeerdiät und Mikrobiom

Neben den vielen Vitaminen und Antioxidantien etwa in extranativem Olivenöl hat diese Ernährungsweise noch einen weiteren entscheidenden Vorteil. Wie ich während der Recherchen für mein letztes Buch *Clever essen für den Darm* entdeckte, hat eine mediterrane Ernährungsweise äußerst positive Auswirkungen auf das Mikrobiom in Ihrem Darm – die Billionen Mikroben, die dort siedeln und von außerordentlicher Bedeutung für unser körperliches und seelisches Wohlbefinden sind. Die »guten« Bakterien in Ihrem Darm, wie *Bifidobacterium* und *Lactobacillus*, verwandeln die Ballaststoffe aus Ihren mediterranen Mahlzeiten in Substanzen, die man als kurzkettige Fettsäuren (SCFA) bezeichnet und die der Entzündung in Ihrem Darm und im gesamten Körper entgegenwirken.

Die Mittelmeerdiät ist eine langfristige Lösung

Die Mittelmeerdiät schmeckt köstlich und ist abwechslungsreich, daher ist sie viel leichter einzuhalten als rigide Diäten.

- Sie schließt nicht mehrere Nahrungsmittelgruppen aus.
- Sie ist sehr anpassungsfähig, die Grundsätze lassen sich auf die Küche anderer Länder übertragen.
- Sie ist extrem sättigend, da sie relativ viel Fett, Eiweiß und Ballaststoffe enthält.
- Sie ist gut für die psychische und physische Gesundheit.

Bessere psychische Gesundheit ist ein wichtiger Aspekt, weil viele Menschen nicht länger auf ein gesundes Körpergewicht achten, wenn sie von Ängsten oder Depressionen geplagt werden.

Eine neuere Studie an mehr als 33.000 Personen beschäftigte sich mit dem Zusammenhang zwischen Ernährungsweise und

Depressionen und zeigte, dass jene, die einer Mittelmeerdiät am nächsten kamen, ein um 33 Prozent geringeres Risiko für Depressionen hatten als die anderen.[27]

Jene, die eine »entzündungsfördernde« Diät mit viel gesättigtem Fett, Zucker und stark bearbeiteten Lebensmitteln vorzogen, hatten ein deutlich höheres Risiko für Depressionen. Ich merke sehr deutlich, dass ich mich nach dem Verzehr von Junkfood nicht nur elend fühle, sondern auch Verlangen nach mehr davon habe.

Mehr dazu auf Seite 124.

Was ist der Unterschied zwischen der Mittelmeerdiät und sehr kohlenhydratarmen Diäten wie Keto und Atkins?

Studien wie PREDIMED zeigen, dass die Mittelmeerdiät (mäßig hoher Fett- und geringer Kohlenhydratanteil) vom gesundheitlichen Standpunkt wesentlich besser ist als eine traditionelle fettarme Diät. Aber wie schlägt sie sich im Vergleich zu einer wirklich kohlenhydratarmen Diät?

Im Moment ist beispielsweise die Keto-Diät der Renner schlechthin. Wie die Atkins-Diät enthält sie so wenig Kohlenhydrate, dass der Körper gezwungen ist, den Stoffwechsel auf Ketose umzuschalten und Fett zur Energiegewinnung heranzuziehen. Wie in Kapitel 2 erwähnt, ist die Ketose auch ein wichtiger Aspekt des Intervallfastens. Warum sollte man also die Mittelmeerdiät diesen sehr kohlenhydratarmen Diäten vorziehen?

Bevor ich darauf eingehe, sollte ich kurz erklären, was eine Keto-Diät ist. Es gibt unterschiedliche Varianten, aber die ketogene Standarddiät enthält 75 Prozent Fett, 20 Prozent Eiweiß und nur fünf Prozent Kohlenhydrate; das bedeutet, man sollte pro Tag möglichst nicht mehr als 20 Gramm Kohlenhydrate zu sich nehmen. Nur zum Vergleich – schon eine einzige Banane enthält mehr als 20 Gramm Kohlenhydrate.

Nahrungsmittel, die Sie bei einer Keto-Diät oder einer sehr kohlenhydratarmen Diät wie Atkins, essen dürfen, sind etwa:

- Fleisch, Speck, Würste, Fisch, Eier, Butter, Sahne und Käse.
- Nüsse, Olivenöl, Kokosöl und Avocadoöl.
- Sehr kohlenhydratarme Früchte, etwa Beeren.
- Grüne Blattgemüse, wie Spinat, und Brokkoli.

Zu meiden sind:

- Alles, was Zucker enthält, etwa Fruchtsäfte, Smoothies und Kuchen. Das schließt auch viele industriell bearbeitete Lebensmittel, Fertiggerichte und Saucen mit ein.
- Brot, Getreide, Reis, Nudeln, Haferflocken und Kartoffeln.
- Die meisten Obstsorten.
- Stärkehaltige Gemüsesorten wie Süßkartoffeln, Möhren und Pastinaken.

* Bohnen und andere Hülsenfrüchte, wie Linsen, Kichererbsen, Kidneybohnen und Erbsen.
* Wein und Bier. Wenn Sie Alkohol trinken, dann am besten Hochprozentiges.

Sehr kohlenhydratarme Diäten wie Atkins oder Keto eignen sich gut für eine Gewichtsabnahme, sind aber oft langfristig sehr schwer durchzuhalten. Bei der Mittelmeerdiät dürfen Sie eine wesentlich größere Vielfalt an Nahrungsmitteln genießen, auch Obst, Gemüse und Getreide, die eben jene Ballaststoffe enthalten, von denen die »guten« Bakterien in Ihrem Darm leben. Mit einer Atkins- oder Keto-Diät ist es schwierig, dieselbe Vielfalt an Ballaststoffen und essenziellen Nährstoffen aufzunehmen. Es ist nicht unmöglich, aber schwierig.

Was würde nun bei einer wissenschaftlichen Studie herauskommen, die die Mittelmeerdiät mit einer kohlenhydratarmen Diät wie Atkins vergleicht?

Eine besonders eindrucksvolle Studie zu genau diesem Thema wurde in Dimona, Israel, an einem großen Forschungszentrum mit angeschlossener medizinischer Klinik durchgeführt. Im Gegensatz zu den in der Mehrzahl kurzfristigen Ernährungsstudien dauerte diese mehr als sechs Jahre.

Die Dimona-Studie

Für diese Studie[28] wurden 322 Männer und Frauen mittleren Alters zufällig einer fettarmen Ernährung, einer sehr kohlenhydratarmen Ernährung (basierend auf Atkins) oder einer Mittelmeerdiät mit eher geringem Kohlenhydratanteil zugewiesen. Die Teilnehmer mussten 40–65 Jahre alt sein und einen BMI über 27 haben (also übergewichtig oder fettleibig sein).

Nach ihrer Aufnahme in die Studie und in ihre jeweilige Diätgruppe erhielten die Teilnehmer ausführliche Ernährungsberatung für die Umsetzung ihrer Diät. Vor Beginn der Studie und über den gesamten Studienzeitraum hinweg wurden regelmäßig Untersuchungen durchgeführt.

Während der ersten beiden Jahre hielten sich alle Gruppen brav an ihre jeweilige Diät. Sie wurden auch gebeten, Tagebuch zu führen, und hier zeigte sich, dass:

* in der Gruppe der Mittelmeerdiät die meisten Ballaststoffe und das meiste Olivenöl verzehrt wurden.
* die kohlenhydratarme Gruppe, wenig überraschend, die wenigsten Kohlenhydrate und am meisten Fett und Eiweiß zu sich nahm.
* die fettarme Gruppe ihren Fettkonsum um eindrucksvoll 19 Prozent reduzierte. Sie verringerte auch die tägliche Kalorienzahl am deutlichsten. Dennoch nahmen sie am wenigsten Gewicht ab.

Nach zwei Jahren ergab sich eine durchschnittliche Gewichtsabnahme von:

* 3,3 Kilo bei der fettarmen Diät.
* 4,6 Kilo bei der Mittelmeerdiät.
* 5 Kilo bei der kohlenhydratarmen Diät.

Nach zwei Jahren lag also die Gruppe mit dem geringsten Kohlenhydratanteil vor der Mittelmeerdiät in Führung, was die Gewichtsabnahme anging. Die Mittelmeerdiät schaffte jedoch die stärkste Senkung des Insulinspiegels.

Aber die Studie war noch nicht zu Ende. Die Teilnehmer wurden noch weitere vier Jahre begleitet.

Diese Ergebnisse fand ich natürlich besonders interessant, denn entscheidend ist letztlich immer, ob die Ernährungsweise langfristig umsetzbar ist. Und was kam dabei heraus? Sowohl bei der fettarmen als auch bei der kohlenhydratarmen Diät nahmen die Teilnehmer den Großteil des abgenommenen Gewichts wieder zu. Nicht aber bei der Mittelmeerdiät. Über den gesamten Zeitraum von sechs Jahren gerechnet betrug die durchschnittliche Gewichtsabnahme:

* 0,6 Kilo bei der fettarmen Diät.
* 1,7 Kilo bei der kohlenhydratarmen Diät.
* 3,1 Kilo bei der Mittelmeerdiät.

Auf lange Sicht war die Gruppe mit der Mittelmeerdiät am erfolgreichsten, die Teilnehmer nahmen dauerhaft fast doppelt so viel ab wie jene mit der kohlenhydratarmen Diät. Besonders eindrucksvoll ist das, wenn man bedenkt, dass Personen mittleren Alters über einen Zeitraum von sechs Jahren normalerweise etwa drei Kilo zunehmen. Die Teilnehmer mit der Mittelmeerdiät wogen also nach den sechs Jahren vermutlich um sechs Kilo weniger als ohne Studienteilnahme.

Und was die Gesundheit angeht, so war in der Reduktion der Blutfette, des schlechten Cholesterins, der Insulin- und Blutzuckerwerte wiederum die Mittelmeerdiät der unangefochtene Sieger. Denn die Personen nahmen nicht nur am meisten ab, sie nahmen auch an den richtigen Stellen ab.

In einer verwandten Studie[29], die viel mit Körper-Scannern arbeitete, zeigte sich, dass mit der Mittelmeerdiät der größte Fettabbau im Bauchbereich, rund um das Herz und in der Leber erfolgte.

Wie Professor Iris Shal von der Ben Gurion University, Leiterin beider Studien, betonte: »Auch wenn es sich nur um eine geringe Gewichtsabnahme handelt, eine kohlenhydratarme Mittelmeerdiät kann die mit Diabetes und Herz-Kreislauf-Erkrankungen assoziierten Fettablagerungen dramatisch reduzieren.«

F&A

Und wenn ich andere Gerichte vorziehe, etwa indische oder Thai-Küche?

Die Prinzipien der Mittelmeerdiät lassen sich auch auf andere Küchen anwenden. Sie finden dafür einige Beispiele im Rezeptteil. Olivenöl, insbesondere extra-natives Olivenöl, scheint anderen Fetten überlegen zu sein, aber wir verwenden auch sehr gerne Kokosöl und andere Nussöle, beispielsweise Walnussöl. Entscheidend ist bei indischer, chinesischer oder Thai-Küche, dass Sie weniger Reis essen und diesen durch mehr Gemüse ersetzen. Wenn Sie gerne indisch essen, verzichten Sie auf Chapati.

Eine Variante der Mittelmeerdiät ist die nordische Diät, wie sie beispielsweise in Schweden oder Dänemark gegessen wird. Hier wird Olivenöl durch Rapsöl ersetzt. Ich bin nicht sicher, ob Rapsöl genauso wertvoll ist, aber es ist sicher wesentlich gesünder als all das Junkfood, das man im Rest der Welt isst.

Und was ist mit Vegetariern und Veganern?

Die Mittelmeerdiät enthält reichlich Gemüse und Hülsenfrüchte, eignet sich also gut für eine vegane oder vegetarische Ernährungsweise. Einige der Rezepte im hinteren Teil dieses Buches sind vegetarisch, einige vegan. Und wo es möglich ist, gibt es Empfehlungen und Varianten für Vegetarier.

Für solche Varianten empfiehlt sich eine App zur Kalorienberechnung, beispielsweise My Fitness Pal. Kokosjoghurt enthält mehr Kalorien als Joghurt aus Kuhmilch, daher müssen die Mengen angepasst werden. Zu bedenken ist auch, dass die lebenden Kulturen im Joghurt ein wertvoller Aspekt dieses Milchprodukts sind. Wenn Sie Joghurt ersetzen möchten, lohnt es sich wirklich, etwas zu suchen, das eine große Vielfalt an lebenden Bakterien enthält.

Ist die Mittelmeerdiät nicht teuer?

Frischer Fisch und extra-natives Olivenöl sind teuer, all die süßen Extras, auf die Sie nun verzichten, aber auch. Einer meiner Freunde ist Buchhalter. Als er mit meiner Diät 30 Kilo abnahm, führte er genau Buch und stellte fest, dass er mit der Diät tatsächlich Geld sparte.

Einige Tipps zum Geldsparen:

- Extravergines Olivenöl für den Salat kann teuer sein. Die meisten im Supermarkt erhältlichen Marken sind aber günstiger, auch vergines und helles Olivenöl sind gut.
- Frisches Gemüse mag besser schmecken, oft ist der Unterschied aber nicht so groß. Tiefgekühltes oder Dosengemüse sind ebenso gesund.
- Essen Sie Beeren wie Erdbeeren und Himbeeren, wenn sie

Saison haben. Tiefgekühlte Beeren eignen sich gut zum Zubereiten diverser Gerichte.

* Äpfel und Birnen sind normalerweise nicht so teuer und halten sich lange. Wir kaufen Kochäpfel, wenn sie Saison haben, schneiden und frieren sie ein. Das Schälen sparen wir uns, denn die Schale enthält viele wertvolle Inhaltsstoffe.
* Fischkonserven und tiefgekühlter Fisch sind viel billiger als frischer, außerdem hält er länger.
* Die Herstellung von Joghurt aus lebenden Kulturen ist relativ einfach. Sie brauchen dazu nur Milch und ein wenig frischen Joghurt aus dem Supermarkt. Sie können auch einen Joghurtbereiter verwenden.
* Fermentiertes Gemüse kann man sehr günstig selber machen, oft enthält es dann auch noch viel mehr Probiotika als gekauftes. Sehen Sie zu, wie Clare köstliches Sauerkraut macht: thefast800.com.
* Haferbrei aus normalen Haferflocken ist viel billiger als der Fertigbrei, den es im Supermarkt gibt – und wesentlich gesünder.
* Ein Lunchpaket für die Arbeit ist billiger und gesünder als ein Besuch im Schnellimbiss.

KAPITEL 5

AKTIV WERDEN

Wir wissen alle, wie wichtig Bewegung ist, aber Wissen und Tun sind bekanntlich zweierlei. Ich bin eher ein Sportmuffel und habe eine ausgeprägte Abneigung gegen Fitness-Studios. Also musste ich Wege finden, um auf ein Maß an Bewegung zu kommen, das mich gesund und glücklich hält, gut schlafen lässt und mein Gehirn in Schwung bringt.

Stehen

Das Erste und Einfachste, was Sie tun können, ist alle 30 Minuten aufstehen. Dauerhaftes Sitzen ist fast so schlimm wie Rauchen. Also besorgen Sie sich eine App mit Alarmfunktion, die Sie daran erinnert, sich zu bewegen – alle halben Stunden. Wenn Sie viel fernsehen, spazieren Sie in den Werbepausen herum. Oder lassen Sie die Fernbedienung neben dem

Fernseher liegen, damit Sie zum Kanalwechsel aufstehen müssen.

Gehen

Gehen ist eine billige und ungefährliche Art der Bewegung. Der beste Zeitpunkt dafür ist frühmorgens vor dem Frühstück, wenn sich das mit Ihrem Tagesablauf vereinbaren lässt. So bringen Sie nicht nur Ihren Stoffwechsel in Schwung, sondern holen sich auch schon Ihre Dosis Tageslicht. Helles Licht am Morgen stellt Ihre innere Uhr neu ein und fördert den gesunden Nachtschlaf.

Was man dazu braucht? Nun, ich empfehle Ihnen, einen lieben Menschen mitzunehmen (ich nehme den Hund mit), Geräte, die die Aktivität aufzeichnen, sind nicht zwingend notwendig.

Eine äußerst aufschlussreiche Studie[30] wurde an der Universität Pittsburgh durchgeführt. 470 übergewichtige Personen zwischen 18 und 34 Jahren sollten in sechs Monaten mit einer kalorienarmen Ernährung Gewicht abnehmen. Taten sie auch. Nach sechs Monaten wurden sie zufällig zwei Gruppen zugeteilt, eine mit einem Standard-Verhaltensprogramm für das Halten des Gewichts, die andere mit demselben Programm plus Aktivitätsmonitor. Sie wurden dann über 18 Monate beobachtet.

Am Ende dieser zweijährigen Studie wurden alle auf die Waage gestellt. Die Gruppe mit dem Aktivitätsmonitor wog um 3,5 Kilo weniger als zu Beginn der Studie. Nicht schlecht!

Nur dass die Gruppe ohne Aktivitätsmonitor ihr Gewicht um 5,9 Kilo reduziert hatte – deutlich mehr.

Warum? Das wurde nicht erklärt, aber aus meinem eigenen Verhalten heraus würde ich vermuten, dass ein Aktivitätsmonitor nicht nur unsere Neigung verstärkt, uns für erreichte Ziele zu belohnen und mehr zu essen, sondern oft auch eher deprimierend als aktivierend wirkt. Man versucht unaufhörlich, ein bestimmtes Ziel zu erreichen, etwa die berühmten 10.000 Schritte am Tag, die für viele Menschen völlig unerreichbar sind. Also gibt man entweder auf, oder man mogelt.

Ich traf mich mit Professor Rob Copeland von der Sheffield Hallam University, um zu sehen, ob es nicht einen besseren Weg gibt. Wir wiesen eine Anzahl inaktiver Freiwilliger zufällig zwei Gruppen zu. Eine sollte 10.000 Schritte am Tag erreichen, die andere sollte Professor Copelands »Active 10« umsetzen, drei flotte zehnminütige Spaziergänge pro Tag. Unsere Gruppen starteten los.

Und was kam dabei heraus? Die Gruppe mit den 10.000 Schritten hatte große Mühe, ihr Ziel zu erreichen. In ihrem Leben war einfach kein Platz dafür. Für »Active 10« trafen sich die Teilnehmer in kleinen Gruppen, sie hatten Spaß beim Gehen und hielten die Vorgaben viel eher ein. Mit Active 10 wurden zwar weit weniger Schritte am Tag zurückgelegt, die Bewegung war aber wesentlich intensiver als bei den 10.000 Schritten.

Nach Analyse der Daten wies mich Professor Copeland darauf hin, dass: »die Gruppe mit Active 10 um 30 Prozent länger im Bereich *mäßiger bis intensiver* körperlicher Aktivität war, obwohl sie sich insgesamt weniger bewegte. Und das ist wichtig, denn diese *mäßige bis intensive* Aktivität bringt die größten gesundheitlichen Vorteile.«

Eine kostenlose App für Active 10 finden Sie auf www.nhs.uk/oneyou/active10/home.

HIIT

Ein paar kurze, heftige Aktivitätseinheiten in Form von flottem Gehen zu Tagesbeginn sind gut, aber nicht genug. Wenn Sie gerne fitter wären, aber nicht viel Zeit haben, versuchen Sie es mit HIIT. Mit HIIT können Sie tatsächlich die meisten wichtigen Vorteile von Bewegung in sehr kurzer Zeit erlangen.

Ich stieß vor einigen Jahren auf HIIT – High-Intensity-Intervalltraining, als ich die BBC-Dokumentation *Die Fitness-Formel* drehte.

Bevor ich damit begann, sagte man mir, einige Minuten intensiven Radtrainings pro Woche würden ausreichen, um meine aerobe Fitness und meinen Blutzuckerspiegel deutlich zu verbessern. Was sie zu meiner großen Überraschung tatsächlich taten. Das Trainingsprogramm, das ich absolvieren sollte, bestand aus drei 20-Sekunden-Sprints drei Mal pro Woche auf einem Zimmerfahrrad. In nur sechs Wochen verbesserte sich meine Insulinwirkung um mehr als 20 Prozent.

Seither konnte Dr. Niels Vollaard, der an der Universität Stirling Gesundheits- und Sportwissenschaften lehrt, zeigen, dass man mit noch weniger durchkommen kann. Schon zwei Minuten HIIT pro Woche bewirken Wesentliches.

In einem neueren Experiment stellten Niels und ich einen Fahrradergometer in das Londoner Büro von Babylon, einem Gesundheitsunternehmen, und baten einige Angestellte, es für fünf Wochen mit Niels' HIIT-Programm zu versuchen.

Vor Beginn ermittelte Niels deren VO_2max, ein Maß der aeroben Fitness, das etwas über die Leistungsfähigkeit von Herz und Lungen aussagt. Er machte diese Messungen in einem Labor, aber Sie bekommen einen Näherungswert für Ihre VO_2max, wenn Sie Ihren Ruhepuls in einen Online-Rechner eingeben, etwa fast-exercises.com/fast-exercise-calculator.

Dieser Rechner sagt Ihnen auch, wie Sie damit für eine Person Ihres Alters liegen. Ihre VO_2max besitzt unglaubliche Aussagekraft dafür, wie Sie altern werden und wie hoch Ihre Lebenserwartung ist – auch wenn wir nicht genau wissen, warum. Deswegen sind Wissenschaftler wie Niels auch so bestrebt, diesen Wert auf möglichst effektive Weise zu verbessern.

Das Interessante an HIIT ist, dass man damit Verbesserungen der VO_2max erreichen kann, für die man ansonsten wesentlich längere Einheiten weniger intensiver Aktivität benötigt. »Um das zu erreichen, was wir mit HIIT bewirken«, sagte mir Niels, »müsste man drei Mal pro Woche 45 Minuten mit beachtlichem Tempo laufen.«

Wie kann das sein? Niels sagt, dass beim ersten 20-Sekunden-Sprint Glykogen, also jene Form von Zucker, die im Muskel gespeichert wird, zur Energiegewinnung herangezogen wird. Dies setzt eine ganze Abfolge anderer Reaktionen in Gang, auch die Ausschüttung sogenannter Signalmoleküle, wie er sie nennt.

Beim nächsten 20-Sekunden-Sprint werden diese Signalmoleküle aktiviert, sie regen dann das Muskelwachstum an, auch jenes des Herzmuskels. Das zeigte sich zumindest im Labor.

Würde das auch im Büro gelingen? Fünf Wochen nach den ersten Tests fanden Niels und ich uns wieder im Büro ein, um zu sehen, wie es den Angestellten ergangen war. Die meisten hatten dieses ultrakurze Trainingsprogramm geschafft, und die meisten fühlten sich deutlich fitter.

»Wir haben Ihre Ergebnisse analysiert«, verkündete Niels, »und ich kann Ihnen sagen, dass Sie alle Fortschritte gemacht haben. Der Star der Truppe, Charlie, verbesserte seine VO_2max um 14 Prozent, die Gruppe insgesamt verzeichnete einen Anstieg ihrer Fitness um elf Prozent – ein ausgezeichneter Wert.«

Laut Niels würden elf Prozent mehr aerobe Fitness, wenn es dabei bleibt, eine Reduktion des Risikos für Herzerkrankung um etwa 20 Prozent bedeuten.

HIIT eignet sich nicht für jedermann. Wer völlig untrainiert ist, muss es langsam angehen. Ein 10-Sekunden-Sprint pro Woche reicht anfangs vollkommen. Wer Medikamente einnimmt, verletzt ist oder Bedenken hinsichtlich seiner Herzgesundheit hat, sollte vor Beginn eines Trainingsprogramms in jedem Fall mit seinem Arzt sprechen.

Dr. Vollaards HIIT-Workout

Für dieses Trainingsprogramm brauchen Sie einen Fahrradergometer, auf dem sich die Intensität leicht einstellen lässt. Machen Sie Folgendes drei Mal pro Woche.

1. Sanftes Radfahren zum Aufwärmen.
2. Nach etwa einer Minute beginnen Sie schnell zu treten, erhöhen dann rasch den Widerstand.
3. Welchen Widerstand Sie wählen, hängt von Ihrer Kraft und Fitness ab. Er sollte so hoch sein, dass sich nach 15 Sekunden Sprint Ihre Oberschenkel melden und die Muskeln zu ermüden beginnen.
4. Wenn Sie das Tempo nach 15 Sekunden noch halten können, dann haben Sie den Widerstand zu niedrig gewählt. Er darf jedoch nicht so hoch sein, dass Sie zum Stillstand kommen. Sie sollten das einfach ausprobieren. Sie werden feststellen, dass der Widerstand, den Sie bewältigen können, mit zunehmender Fitness steigt. Jedes 20-Sekunden-Workout sollte maximale Anstrengung erfordern.
5. Reduzieren Sie den Widerstand nach dem ersten Sprint deutlich und radeln Sie drei Minuten gemütlich dahin.
6. Wiederholen Sie nun den 20-Sekunden-Sprint.
7. Fahren Sie zum Abschluss einige Minuten gemütlich dahin, damit Puls und Blutdruck wieder in den normalen Bereich zurückkehren, bevor Sie vom Heimtrainer steigen.

Wenn HIIT für Sie völlig neu ist, sollten Sie mit einem einzelnen 20-Sekunden-Workout beginnen und abwarten, wie es Ihnen geht. Sie können sich allmählich steigern.

Ich mache immer noch meine drei 20-Sekunden-Sprints dreimal pro Woche. Für eine neuere amerikanische Studie[31] wurden 27 übergewichtige Männer mit vorwiegend sitzender Lebensweise gebeten, zwölf Wochen lang drei 20-Sekunden-Einheiten HIIT dreimal pro Woche zu absolvieren. Das verbesserte nicht nur ihre VO_2max um 19 Prozent, sondern auch ihre Insulinwirkung. HIIT bewirkte vergleichbare Ergebnisse wie 45 Minuten flottes Radfahren dreimal pro Woche in einem Bruchteil der Zeit.

Ohne Fahrradergometer ist ein HIIT-Workout nicht so einfach. Sie können ersatzweise 20 Sekunden lang die Treppe hochlaufen oder beim Joggen kurze Sprints mit voller Power einlegen. Das ist auch beim Schwimmen möglich. Auch hier sind das nur jeweils 20 Sekunden.

Krafttraining

Sie müssen nicht nur etwas für Herz und Lunge tun, sondern auch für Ihre Muskeln. Muskeln sehen am Strand gut aus, weitaus wichtiger ist aber, dass sie Kalorien verbrauchen – sogar während des Schlafes. Kräftigere Muskeln sorgen auch für eine bessere Insulinwirkung.

Ich habe ein einfaches Programm, mit dem ich fast jeden Tag beginne. Ich stehe auf, stelle das Radio an und mache einige

Liegestütze, Kniebeugen, Bauchpressen, Armbeugen und Unterarmstütze – etwa in dieser Reihenfolge. Es gibt noch viele andere Varianten, aber dies sind die Grundübungen. Wenn Sie sehen möchten, wie es geht, besuchen Sie thefast800.com.

Ich würde vorschlagen, Sie beginnen mit jeweils zehn Wiederholungen jeder dieser Übungen in Woche 1 der Diät (mit 20-Sekunden-Einheiten beim Unterarmstütz). Mit anderen Worten: zehn Liegestütze, zehn Bauchpressen, zehn Kniebeugen. Machen Sie das drei Mal in dieser ersten Woche. Streben Sie in Woche 2 zwei Einheiten, in Woche 4 drei Einheiten zu zehn Wiederholungen an.

Zwölf Möglichkeiten, mehr Bewegung in Ihr Leben einzubauen

1. Legen Sie die meisten Wege nach Möglichkeit mit dem Fahrrad zurück. Das spart viel Zeit und Geld.
2. Wenn Ihr Ziel nur etwa eineinhalb Kilometer entfernt ist, könnten Sie auch zu Fuß gehen. Das nimmt weniger Zeit in Anspruch, als auf den Bus zu warten oder einen Parkplatz zu suchen.
3. Telefonieren Sie im Stehen. Sie verbrennen mehr Kalorien und klingen energischer.
4. Entscheiden Sie sich im Laden für den Korb anstelle des Einkaufswagens. So kommen Sie während des Einkaufs zu etwas Widerstandstraining.

5. Trinken Sie reichlich Wasser. Das sorgt nicht nur für eine gute Flüssigkeitsversorgung, sondern auch für mehr Wege zur Toilette – kurze, flotte Spaziergänge.
6. Nehmen Sie möglichst oft die Treppe. Ich laufe immer die Rolltreppe hoch.
7. Wenn Sie normalerweise mit Bus oder Straßenbahn zur Arbeit fahren, steigen Sie eine Station früher aus und gehen Sie den Rest des Weges zu Fuß.
8. Wenn Sie mit dem Auto zur Arbeit oder zum Supermarkt fahren, parken Sie am anderen Ende des Parkplatzes.
9. Haben Sie Gymnastikbänder – elastische Bänder für Widerstandstraining – oder kleine Handgewichte griffbereit. Machen Sie zwischen Sitzungen oder Aufgaben einige Übungen.
10. Organisieren Sie für die Mittagspause eine Walking-Gruppe. Möglicherweise sind Sie von Leuten umgeben, die nur darauf warten, ihre Turnschuhe zu schnüren. Genießen Sie die Kameradschaft und ermutigen Sie sich gegenseitig, wenn Sie den Antrieb verlieren.
11. Wenn ich eine fremde Stadt besuche, mache ich dort normalerweise eine geführte Stadtbesichtigung. Dabei erfahren Sie für wenig Geld eine Menge über die Geschichte dieser Stadt. Die Tour durch Berlin war eine der besten.
12. Gehen Sie tanzen. Sie kommen unter Leute, und für alle, die nie zuvor einen klassischen Tanzkurs besucht haben, ist es sogar eine geistige Herausforderung. Im mittleren Alter etwas Neues zu lernen reduziert nachweislich das Risiko für Demenz.

KAPITEL 6

STÄRKER ALS DER STRESS

Viele von uns sind überzeugt, ihre Gewichtszunahme wäre ihre eigene Schuld. Schließlich sagt man uns immer wieder, dass wir nur zunehmen, weil wir zu viel essen und zu wenig Bewegung haben. Wenn wir dick werden, liegt das daher an unserer Gier und Faulheit.

Doch wir wissen bereits, dass das mit der Gewichtszunahme nicht annähernd so einfach ist. Die (industriell bearbeiteten und massiv beworbenen) Dinge, die wir essen, beeinflussen unser Gehirn und unsere Hormonspiegel. Die Welt, in der wir leben, ist nicht für Bewegung gemacht. Die Einkaufszentren liegen meist am Stadtrand und sind nur mit dem Auto zu erreichen. Radfahren auf unseren Straßen ist gefährlich. Den Lift findet man sofort, die Treppe nicht unbedingt.

Wir sind mannigfaltigen Versuchungen ausgesetzt, denen man kaum widerstehen kann. Und die überragende Bedeutung von Stress wird von den Verfechtern der »Kalorien rein minus

Kalorien raus«-Hypothese vollkommen ignoriert. Forschungen zeigen, dass chronischer Stress zu vermehrtem Hunger, Frustessen, Selbsthass und Schlafstörungen führt. Dies verursacht wiederum noch mehr Stress und noch mehr Hunger, Essen, Selbsthass und so weiter.

Was ist Stress?

Sie brauchen ein gewisses Maß an Stress. Er ist lebenswichtig. Wenn Sie die Straße überqueren und merken, dass ein Auto auf Sie zuschießt, schüttet Ihr Körper große Mengen Stresshormone, wie Cortisol und Adrenalin, aus, um die körperliche Reaktion vorzubereiten. Das ist die bekannte »Kampf-oder-Flucht-Reaktion«, die uns in grauer Vorzeit oft davor bewahrte, von Raubtieren verspeist zu werden. Sie ist sinnvoll. Das Problem ist Langzeitstress, bei dem über einen langen Zeitraum ein hohes Maß an Stresshormonen ausgeschüttet wird.

Wie Stress und Schlaflosigkeit Hunger hervorrufen

Wir müssen im Leben mit vielen unvorhergesehenen Dingen fertigwerden: Arbeitslosigkeit, Scheidung, Verlust eines geliebten Menschen, Unfälle. All das sind schwere Rückschläge, die intensiven Stress hervorrufen und uns mitunter Trost im Essen suchen lassen. Die Strategien, die ich hier beschreiben werde, helfen nicht gegen den unmittelbaren Schmerz, können aber die Auswirkungen solcher Ereignisse reduzieren.

Und dann gibt es noch einen großen Stressauslöser, den Sie sich selbst vornehmen können und sollen – Schlafmangel. Schlaflosigkeit ist weit verbreitet, und oft sind wir selbst daran schuld – weil wir spätabends noch in den sozialen Medien aktiv sind und den Schlaf nicht wichtig nehmen.

Doch zu wenig Schlaf ist ein ganz großes Hindernis, wenn Sie versuchen abzunehmen oder Ihr Gewicht zu halten. Schon einige wenige Nächte mit Schlafdefizit können Ihren Blutzucker und Ihre Hungerhormone völlig aus dem Tritt bringen.

Ich wollte das gemeinsam mit Dr. Eleanor Scott von der Universität Leeds in einem kurzen, aber heftigen Schlafmangel-Experiment untersuchen. Für dieses Experiment fand Dr. Scott eine Gruppe von gesunden Freiwilligen und stattete sie mit Blutzuckermessgeräten aus, damit sie den Blutzucker der Teilnehmer im Auge behalten konnte. Sie bat die Teilnehmer, an zwei Tagen zwei Stunden später als gewöhnlich schlafen zu gehen und dann zwei Nächte so lang zu schlafen, wie sie wollten.

Da ich an keinem Selbstversuch vorbeikomme, machte ich natürlich mit. Die zwei Nächte, in denen wir zwei Stunden später schlafen gingen, waren ziemlich hart. Ich war auch unangenehm überrascht vom starken Anstieg meines Blutzuckerspiegels an den Tagen nach dem Schlafmangel und über den großen Hunger, den ich verspürte.

Den anderen Teilnehmern erging es ebenso – jeder klagte über die Fresslust im unausgeschlafenen Zustand. Einer von ihnen erzählte: »Ich hatte schreckliche Lust auf Kekse und aß nicht nur einen – ich verdrückte zehn gefüllte Doppelkekse.«

»Ist das ungewöhnlich?« wollte ich wissen.

»Es ist sicher ein ungewöhnliches Frühstück!«, antwortete er.

Jeder von uns, egal ob er Kekse futterte oder bei seiner normalen Ernährung blieb, verzeichnete einen großen Anstieg des Blutzuckerspiegels. Eigentlich gesunde Personen hatten plötzlich Werte eines Typ-2-Diabetikers. Glücklicherweise verschwanden diese Probleme nach einigen geruhsamen Nächten wieder.

Es ist also kein Wunder, dass Schlafmangel zu Überessen führt. Eine Studie[32] am Londoner King's College ergab, dass Menschen mit Schlafmangel am Tag zusätzlich 385 Kalorien zu sich nehmen – das entspricht einem großen Muffin.

Stress und Ängste bewältigen

- Wenn Sie abnehmen, werden Sie besser schlafen und weniger zu Fressattacken neigen.
- Intervallfasten, wie 5:2, tut der Seele nachweislich gut, vermutlich indem es den Spiegel des Hormons BDNF (siehe Seite 60) erhöht.
- Zu den vielen Vorteilen einer Mittelmeerdiät gehört auch deren Wirkung auf das Gehirn. Studien des australischen

»Food and Mood Centre«[33] zeigen, dass die Mittelmeerdiät Ängste und Depressionen nachhaltig beeinflussen kann. In einer Studie zeigte sich, dass zwölf Wochen Mittelmeerdiät ausreichten, um bei Menschen mit schweren Ängsten oder Depressionen eine signifikante Besserung zu bewirken.

- Niemand weiß, woran das genau liegt, aber einige ihrer Komponenten (wie Fisch und Olivenöl) haben eine nachgewiesene entzündungshemmende Wirkung. Immer mehr deutet darauf hin, dass Depressionen in vielen Fällen mit Entzündungen zusammenhängen, die aus einer Reaktion unseres Immunsystems auf Infektionen oder Stress entstehen.
- Auch Bewegung hilft sehr gut gegen Stress. Sie kurbelt die Produktion der Wohlfühl-Botenstoffe im Gehirn an, etwa von BDNF und Endorphinen. Sie bringt Sie auf ganz andere Gedanken – und lässt Sie wohl auch besser schlafen, was wiederum direkt auf Ihr seelisches Wohlbefinden wirkt.

Achtsamkeit

Neben den bereits erwähnten Maßnahmen würde ich Ihnen noch Achtsamkeitsübungen empfehlen. Dafür gibt es verschiedene Möglichkeiten – Sie können etwa einen Kurs besuchen oder sich von einer App durch eine Meditation führen lassen. Ich habe mich für Letzteres entschieden und mache es fast jeden Morgen für fünf bis zehn Minuten. Holen Sie sich mit der folgenden Übung einen kleinen Vorgeschmack: Sie sitzen in einem bequemen Sessel, die Hände auf den Oberschenkeln, schließen die Augen und lenken Ihre Aufmerksamkeit für die nächsten Minuten auf Ihren Atem.

1. Atmen Sie durch die Nase ein und zählen Sie dabei bis vier. Dann lassen Sie die Luft, ohne zu pausieren oder die Luft anzuhalten, sanft ausströmen, zählen dabei wieder bis vier.
2. Machen Sie das drei bis fünf Minuten lang.

Achten Sie darauf, wie es sich anfühlt, wenn der Atem durch die Nase in den Brustkorb strömt, das Zwerchfell sich ausdehnt und zusammenzieht. Versuchen Sie, den Fokus zu behalten. Wenn die Gedanken abschweifen, lenken Sie sie wieder zurück auf Ihren Atem. Das ist anfangs gar nicht so einfach, wird aber, wie alles, mit ein wenig Übung leichter.

Es ist auch eine gute Einschlafmethode, wenn Grübeln Sie wach hält.

Sie könnten auch einige der folgenden Übungen versuchen. Diese stammen von meinem Freund Tim Stead, der am Oxford Mindfulness Centre lehrt und ein wunderbares Buch mit dem Titel *See, Love, Be* geschrieben hat.

Die Rosinenübung

Sie ist ein Klassiker. Es muss nicht unbedingt eine Rosine sein, aber sie scheint sich sehr gut zu eignen.

1. Nehmen Sie eine Rosine und legen Sie sie auf Ihre Handfläche.
2. Betrachten Sie die Rosine einfach nur. Studieren Sie die Oberfläche, die Farben, das Verhalten des Lichts an ihrer Oberfläche. Rollen Sie sie nun zwischen Ihren Fingern. Drücken Sie sie ein wenig. Riechen Sie daran. Staunen Sie.
3. Legen Sie die Rosine auf Ihre Zunge und nehmen Sie bewusst den Geschmack wahr. Achten Sie darauf, wie Ihnen in Vorfreude auf den Leckerbissen der Mund wässrig wird.
4. Wenn Sie so weit sind, beißen Sie hinein und registrieren Sie die frei werdenden Aromen. Wo in Ihrem Mund nehmen Sie den Geschmack dieser Rosine überall wahr? Wie würden Sie ihn beschreiben?
5. Schlucken Sie die Rosine schließlich.

Dasselbe können Sie mit einer Tasse Kaffee, einem Stück Apfel … jedem Getränk oder Nahrungsmittel machen. Es geht nur um das bewusste Genießen.

Die Freundlichkeitsübung

Setzen Sie sich an einen ruhigen, bequemen Ort und sagen Sie sich im Geiste mehrmals den folgenden Satz vor: »Möge ich wohlbehütet sein und Freundlichkeit erfahren.«

Das mag Ihnen anfangs seltsam erscheinen, aber Sie lernen auf diese Weise einen freundlichen Umgang mit sich selbst. Wir hören viel zu sehr auf den kleinen Kritiker in unserem Kopf. So wehren Sie sich gegen sein endloses Genörgel.

Der verlorene Sohn

Setzen Sie morgens gleich nach dem Aufstehen einen Alarm auf Ihrem Mobiltelefon für einen beliebigen Zeitpunkt während des Tages. Wenn er losgeht, halten Sie in Ihrer Tätigkeit inne und sehen sich um.

Achten Sie darauf, wo Sie sich befinden, wer in Ihrer Nähe ist und woran Sie gerade dachten, als der Alarm losging. Wie ist Ihre Stimmung? Wie fühlen Sie sich?

Achten Sie auf Ihren Körper. Wie geht es Ihrem Knie? Überlegen Sie, was Sie als Nächstes tun möchten – nicht das, was Sie immer tun, vielleicht einmal etwas anderes. Zweck dieser Übung ist es, Sie aus dem üblichen Trott zu holen und Ihnen zu zeigen, dass Sie die Wahl haben.

Achtsamkeit und Natur

Gartenarbeit ist gesunde Bewegung und Stressabbau, doch für diese Übung hier brauchen Sie nicht unbedingt einen Garten. Gehen Sie einfach nach draußen oder in den nächsten Park. Betrachten Sie ein paar Blumen. Und ich meine wirklich betrachten. Wie sie heißen, spielt keine Rolle, Sie wollen nur einen Moment lang ihre Farben, ihre typischen Merkmale, ihren Wuchs bewundern.

Dabei werden Ihre Gedanken zu wandern beginnen. Sie werden darüber nachdenken, was Sie als Nächstes tun müssen oder was Sie zur nächsten Mahlzeit essen werden. Lenken Sie die Gedanken zurück zu den Blumen. Nur für wenige Minuten.

Achtsamkeit ist kein Allheilmittel und auch nicht für jeden geeignet. Menschen in schwierigen Situationen, besonders solche mit posttraumatischer Belastungsstörung, sollten nur sehr vorsichtig mit Achtsamkeitsübungen beginnen. Die meisten Menschen profitieren jedoch davon, wenn sie dabei bleiben.

KAPITEL 7

THE NEW FAST DIET IN DER PRAXIS

The New Fast Diet besteht aus drei Phasen: rapide Gewichtsabnahme, neues 5:2 und Erhaltung. Ich schreibe Ihnen nicht vor, wie lange Sie in den ersten beiden Phasen bleiben, weil das allein davon abhängt, wie viel Sie abnehmen möchten und wie es Ihnen in der jeweiligen Phase geht.

Ich empfehle Ihnen, mit einer rapiden Gewichtsabnahme zu beginnen, doch sie eignet sich nicht für jedermann. Sie können sie einsetzen, um die Dinge in Gang zu bringen, und dann nach wenigen Wochen zu 5:2 übergehen. Oder Sie sind damit so erfolgreich, dass Sie noch gerne eine Weile weitermachen möchten.

Auf der nächsten Seite finden Sie eine kurze Beschreibung der drei Phasen. Anschließend gehe ich etwas ausführlicher darauf ein, was Sie erwarten dürfen und wie Sie die Diät in Ihren Alltag einbauen.

Phase 1: The Very Fast Diet – rapide Gewichtsabnahme

Während der Phase der rapiden Gewichtsabnahme nehmen Sie bei dieser Diät 800 Kalorien pro Tag zu sich. Ich würde Ihnen empfehlen, mindestens zwei Wochen in dieser Phase zu bleiben. Möglich sind bis zu zwölf Wochen, je nach Umständen und gewünschter Gewichtsabnahme.

Für diese 800 Kalorien können Sie entweder auf die Speisepläne in diesem Buch zurückgreifen oder mit Mahlzeitenersatz arbeiten, wenn solche Shakes für Sie unkomplizierter sind. Ich weiß, 800 Kalorien hört sich wenig an, aber die Speisepläne enthalten sättigende und nährstoffreiche Gerichte.

Weil es sich nicht nur um eine kalorienarme, sondern auch um eine kohlenhydratarme Diät handelt, sollte sich eine leichte Ketose einstellen (was Sie mit Messstreifen im Harn überprüfen können). Es dauert ein paar Tage, bis die Ketose einsetzt.

Sobald Ihr Körper von der Energiegewinnung aus Zucker auf jene aus Fett umsteigt, produziert er Ketone, die auch den Appetit verringern. Da die Ketose ein ungewohnter Zustand ist, kann es zu Kopfschmerzen oder Schwindelgefühlen kommen. Solche Beschwerden können auch am Flüssigkeitsmangel liegen, sie sind vorübergehender Natur.

Ich empfehle Ihnen, zusätzlich zu den 800 Kalorien pro Tag auch auf zeitlich begrenzte Nahrungsaufnahme zu setzen. Das bedeutet, dass Sie von Anfang an zwölf Stunden Fasten über Nacht anstreben. Mehr dazu auf Seite 64.

Phase 2: das neue 5:2 – Intervallfasten

Irgendwann, vielleicht nach den ersten beiden Wochen oder auch später (je nach Fortschritt), werden Sie von der rapiden Gewichtsabnahme auf ein langsameres Programm umsteigen. Beim Intervallfasten beschränken Sie Ihre Kalorien nur noch an einigen Tagen der Woche auf 800.

Sie müssen an den Nicht-Fastentagen keine Kalorien zählen, Sie sollten aber auf die Portionsgröße achten und eine supergesunde Ernährungsweise im Stil der Mittelmeerdiät beibehalten – die Rezepte dazu finden Sie im hinteren Teil des Buches.

An diesem Punkt würde ich Ihnen empfehlen, das nächtliche Fasten zu verlängern und Ihr TRE-Fenster von zwölf auf zehn Stunden zu verkürzen. Sie fasten dann über Nacht 14 Stunden. Das verstärkt die Vorteile des Intervallfastens, insbesondere Autophagie und Ketose.

Phase 3: Erhaltung – eine Lebensweise

Wenn Sie Ihre Ziele erreicht haben, ist es Zeit für die Erhaltungsphase. Auch das ist ein wichtiger Schritt. Denn nun sollen Sie alles beibehalten, was Sie gelernt haben, aber nicht in Versuchung geraten, wieder in alte Gewohnheiten zu verfallen. Die gute Nachricht lautet, je länger Sie in der Erhaltungsphase sind, desto leichter und selbstverständlicher wird die Einhaltung.

The New Fast Diet im Überblick:

Wie fasten	Was essen	Wann essen
Phase 1. Rapide Gewichtsabnahme		
800 Kalorien am Tag für bis zu zwölf Wochen	Normale Mahlzeiten (siehe Rezepte) oder Mahlzeitenersatz	TRE 12:12
Phase 2. Das neue 5:2		
800 Kalorien an 2 Tagen der Woche	An 800-Kalorien-Tagen: normale Mahlzeiten (siehe Rezepte) oder Mahlzeitenersatz An Nicht-Fastentagen: Mittelmeerdiät mit geeigneten Portionen	TRE 10:14 oder 16:8
Phase 3: Instandhaltung		
Kein Kalorienzählen, aber ein Fasttag pro Woche – 6:1	Gesunde Mittelmeerdiät	TRE 12:12 oder 10:14

EHE SIE LOSLEGEN

Ich versuche, diese Diät so einfach wie möglich zu halten. Sie basiert auf solider Wissenschaft. Doch bevor Sie beginnen, müssen Sie genau überlegen, ob sie für Sie geeignet ist. The New Fast Diet entfaltet eine nachhaltige, wohltuende Wirkung auf Ihren Stoffwechsel und Ihr Gewicht, tut aber nicht jedem gut. Blättern Sie nochmals zurück und lesen Sie nach, wer besser keine rapide Gewichtsabnahme machen sollte (siehe Seite 89).

Tests und Ziele

Es ist wichtig, dass Sie vor Beginn der Diät Ihren Körper kennenlernen. Dabei geht es nicht nur um Ihre Sicherheit, sondern auch um Ihre Motivation und Ihren Fokus auf das, was Sie erreichen möchten.

Wenn Sie deutlich übergewichtig sind oder gesundheitliche Probleme haben, könnten Sie Ihren Arzt bitten, Sie auf Ihrem Weg zu begleiten und zu überwachen.

Einfache Messungen für zuhause

Gewicht, Bauchumfang und Ruhepuls.

- Steigen Sie auf die Waage, am besten morgens, bevor Sie etwas essen oder trinken.
- Messen Sie Ihren Bauchumfang am Bauchnabel.
- Messen Sie Ihren Ruhepuls morgens, bevor Sie in Bewegung kommen.
- Zeichnen Sie diese Werte auf.

Etwas kompliziertere Messungen für zuhause

Ein **Blutzuckermessgerät** zeigt Ihnen, ob Sie Prädiabetes oder Diabetes haben. Sie stechen sich dazu in die Fingerkuppe und bestimmen Ihren Blutzuckerwert. Mehr als 30 Prozent der Erwachsenen haben Prädiabetes (erhöhten Blutzucker unterhalb des diabetischen Bereichs). Ohne Test kann man das nicht wissen. Auch einer von vier Typ-2-Diabetikern weiß nichts von seiner Erkrankung.

Ein Blutzuckermessgerät können Sie in der Apotheke, im Reformhaus oder online kaufen. Ein solches Gerät ist auch hilfreich, wenn der Blutzucker nicht zu hoch ist, denn es zeigt Ihnen, wie Ihr Körper auf verschiedene Nahrungsmittel reagiert. Clare und ich fanden in unseren Selbsttests heraus, dass Brot und weißer Reis den Blutzucker in die Höhe schießen lassen.

Dann könnten Sie noch **Keton-Teststreifen** verwenden, die online erhältlich sind. Teststreifen für eine Messung im Blut (mittels Pricktest) liefern genauere Ergebnisse, aber die Harnstreifen sind billiger und unkomplizierter.

Ketose ist eine natürliche und wünschenswerte Begleiterscheinung des Fastens. Sie ist unbedingt von der diabetischen Ketoazidose (DKA) zu unterscheiden, einer gefährlichen Komplikation bei Diabetikern mit bedenklich hohen Ketonwerten.

Es gibt noch andere medizinische Tests, die Sie vielleicht interessant finden, diese sind aber nicht unbedingt erforderlich. Nähere Informationen dazu finden Sie auf Seite 268.

Setzen Sie klare ZIELE:

Wenn Sie alle Werte beisammenhaben, werden Sie schon mehr darüber wissen, was Sie erreichen möchten. Hat der Test beispielsweise gezeigt, dass Sie Prädiabetes haben, dann möchten Sie vermutlich Ihren Blutzucker wieder zurück in den Normalbereich bringen. Vielleicht sind Sie auch ziemlich gesund, haben nur etwas zu viel Bauchfett. Oder aber Sie möchten wieder in Ihre alten Lieblingsklamotten passen.

Ziele: Was möchten Sie mit dieser Diät erreichen? Gewichtsabnahme? Bessere Blutzuckerwerte? Weniger Bauchumfang? Medikamente absetzen?

Unterstützung: Wo finden Sie Unterstützung für Ihren Erfolg? Bei Freunden und Verwandten? Bei Ärzten und anderen Fachleuten? Bei einem Diät-Buddy? In einem Online-Forum wie etwa auf www.thefast800.com?

Ansatz: Wie werden Sie an diese Diät herangehen? Welche Schritte müssen Sie setzen? Was hat sich in der Vergangenheit bewährt? Was hält Sie auf Kurs? Welche Kombination von 800-Kalorien-Tagen ist für Sie machbar?

Erfolge: Betrachten Sie jeden Tag für sich – achten Sie auf kleine Veränderungen in Ihren Werten, Ihrem Wohlbefinden, Ihrer Leistungsfähigkeit, Ihrer Aktivität. Achten Sie auf kleine Veränderungen zum Positiven.

Halten Sie Ihre Ziele in einem Notizbuch fest. Machen Sie eine Aufstellung Ihrer Ziele und notieren Sie auch den Weg dorthin. Laminieren Sie dieses Blatt und befestigen Sie es am Kühlschrank, am Badezimmerspiegel oder an der Tür. Sich vor Augen zu halten, warum Sie die Diät machen, hilft Ihnen in schwachen Momenten, wenn die Motivation nachlässt.

Großreinemachen

Wir überschätzen unsere Willenskraft gewaltig. Das ist ein Grund, warum so viele Diäten scheitern. Alte Gewohnheiten wird man schwer los. Voraussetzung ist ein Umfeld, in dem Erfolg einfacher ist als Scheitern.

Befreien Sie also Ihr Haus von Junkfood. Es ist fast wie »Autophagie«, die klapprigen alten Zellen werden aussortiert und machen Platz für Neues. Der Spruch »aus den Augen, aus dem Sinn« enthält mehr als ein Körnchen Wahrheit. Es ist einfach zu schwer, den Leckereien vor der Nase zu widerstehen.

Folgendes muss weichen:

1. Die meisten Frühstücks-Zerealien, denn sie sind industriell bearbeitet und reich an Zucker (Ausnahme: naturbelassene Haferflocken).
2. Kuchen, Kekse und Süßigkeiten.
3. Schokolade (mit Ausnahme dunkler Schokolade mit über 70 Prozent Kakaoanteil).

4. Snacks, einschließlich Frühstücks-/Schokoriegel, Chips und Trockenobst.
5. Fertigmahlzeiten und Dosensuppen (oft mit hohem Zuckerzusatz).
6. Brot, Fladenbrot und Cracker.
7. Süße tropische Früchte.
8. Fruchtsäfte, Sirup, Smoothies und gezuckerte Erfrischungsgetränke.
9. Alkohol.

Leichter wird das Aussortieren, wenn jeder im Haus darüber glücklich ist. Wenn Sie kleine Kinder oder einen Partner haben, der die Diät nicht mitmacht, bitten Sie Ihre Mitmenschen, alle »sündigen« Lebensmittel vor Ihnen zu verstecken.

Vielleicht könnten sie sie sogar in einem versperrten oder versteckten Schrank unterbringen, zu dem Sie keinen Zugang haben. Klingt verrückt, aber Sie werden in verzweifelten Momenten zu stöbern beginnen. Ich weiß das aus eigener Erfahrung. Betrachten Sie Junkfood als eine Art Crack oder Kokain. Das würden Sie niemals in Ihrem Haus dulden.

Zehn gesunde Nahrungsmittel für Kühlschrank und Vorratsschrank:

Wenn das Großreinemachen erledigt ist, müssen Sie neue Vorräte anlegen. Nichts zu essen im Haus ist beinahe so schlimm wie jede Menge wertloses Zeug. Dann ist die Gefahr groß, dass

Sie sich etwas Schnelles bestellen oder an der Tankstelle kaufen. Hier sind zehn unentbehrliche Dinge, von denen Sie viele zur Zubereitung der Rezepte im hinteren Teil des Buches brauchen werden.

1. **Eine große Flasche Olivenöl** – Gehen Sie großzügig damit um. Verwenden Sie zur Zubereitung Olivenöl oder naturbelassenes/natives Rapsöl. Und kaufen Sie eine Flasche extra-natives Olivenöl für Salate.
2. **Gemüse** – ganz viel, insbesondere Spinat, Brokkoli, Grünkohl, Möhren, Paprikaschoten, Auberginen, Tomaten, Gurken und Zucchini. Schneiden Sie stets einige Möhren, etwas Stangensellerie oder Gurke auf Vorrat, damit Sie zwischendurch etwas zum Knabbern haben. Stellen Sie sie ganz oben in den Kühlschrank, wo Sie sie sofort sehen, wenn Sie die Kühlschranktür öffnen.
3. **Obst** – ist eine gute Alternative zu Kuchen und Keksen, wenn Sie Lust auf Süßes haben. Beschränken Sie sich aber auf zwei Stück am Tag, die Sie vorzugsweise nach einer Mahlzeit essen, um die Ketose, also die Fettverbrennung, nicht zum Stillstand zu bringen. Wählen Sie eher zuckerarme Früchte wie Beeren, Äpfel und Birnen.
4. **Vollmilchprodukte** – wie griechischen Joghurt (Vollmilch) mit lebenden Kulturen, Käse und Butter. Gesunde natürliche Fette machen länger satt. Wenn ich zwischendurch etwas esse, dann meist ein kleines Stück Käse mit etwas Birne.
5. **Nüsse und Samen ohne Salz und Zucker** – Sorgen Sie für Abwechslung mit Mandeln, Cashewkernen, Paranüssen,

Walnüssen, Sonnenblumenkernen, Pinienkernen, Chia- und Sesamsamen. Zur Verbesserung des Aromas rösten und luftdicht verschlossen aufbewahren. Nüsse enthalten reichlich Ballaststoffe für Ihr Mikrobiom und gesunde natürliche Fette. Essen Sie davon aber nicht mehr als eine kleine Handvoll.

6. **Vollkorngetreide** – wie Natur- und Wildreis, Quinoa und Graupen. Diese können Sie in kleinen Mengen anstelle von weißem Reis und Nudeln zu Ihren Mahlzeiten reichen. Versuchen Sie, Brot ganz wegzulassen. Das fällt einem nicht leicht, aber die meisten Vollkornbrote belasten den Blutzucker nicht viel weniger. Essen Sie gelegentlich eine Schnitte Vollkorn-Saaten-Brot oder dunkles Roggenbrot, wenn es sein muss.
7. **Eier** – Wir haben immer Eier vorrätig und essen sie beinahe täglich zum Frühstück. Sie liefern wertvolles Eiweiß und sättigen anhaltend. Meine Kinder essen sie roh! (Bodybuilder tun das scheinbar.)
8. **Fetter Fisch** – Räucherlachs ergibt mit Eiern ein leckeres Frühstück, Tunfisch aus der Dose ist toll als Snack oder kleine Mahlzeit. Räuchermakrele ist rasch zubereitet und schmeckt köstlich. Essen Sie nach Möglichkeit 2–3 Mal pro Woche fetten Fisch.
9. **Bohnen und Linsen** – Ob getrocknet oder aus der Dose – Hülsenfrüchte enthalten reichlich pflanzliches Eiweiß und wichtige Nährstoffe. Am besten schmecken sie, wenn man sie mit Olivenöl beträufelt. Schmuggeln Sie eine Handvoll in Eintöpfe, Salate und Aufläufe. Sie liefern wertvolle Ballaststoffe für ein gesundes Mikrobiom.

10. **Mineral-/Sodawasser und Kräutertees** – Sodawasser mildert Hungerattacken ganz ohne Kalorien. Aromatisieren Sie es mit einer Scheibe Zitrone, Limone oder Gurke. Kräutertees sind ebenfalls eine nützliche Alternative zu gezuckerten Getränken. Es gibt sie in den meisten Supermärkten in unzähligen Geschmacksrichtungen. Wie wäre es zur Abwechslung mit eisgekühltem Kräutertee?

Sprechen Sie darüber

Behalten Sie es nicht für sich. Erzählen Sie Ihren Freunden und Verwandten von dieser Diät und bitten Sie um Unterstützung. Was Sie essen, ist natürlich Ihre Entscheidung. Es hilft aber, wenn man Ihnen zum Kaffee keinen Kuchen anbietet. Wenn die Menschen um Sie herum wissen, dass Sie auf Diät sind, werden sie Rücksicht nehmen und Ihnen viele Versuchungen ersparen.

Dass Ihre Umgebung weiß, warum Sie diese Diät machen und was Sie erreichen möchten, ist von entscheidender Bedeutung. Laden Sie sie ein, die Rezepte mit Ihnen auszuprobieren – sie müssen sich nicht an die 800 Kalorien pro Tag halten (viele der Rezepte lassen sich für Nicht-Fastentage variieren), aber je mehr Sie gemeinsam machen, desto besser.

Wenn Sie mit anderen über Ernährung sprechen, festigen Sie Ihr eigenes Wissen über den Einfluss des Essens auf Ihre Gesundheit.

F & A

Sollte ich mit 800 Kalorien an jedem Tag beginnen?

Zunächst müssen Sie entscheiden, ob Sie mit der rapiden Gewichtsabnahme oder dem neuen 5:2 beginnen möchten. Das hängt davon ab, wie motiviert Sie sind und wie viel Sie abnehmen möchten. Der Vorteil der rapiden Gewichtsabnahme ist natürlich, dass Sie damit eine dramatische Wirkung erzielen, die sehr motivierend sein kann. Aber Sie müssen damit zurechtkommen. Ich würde vorschlagen, dass Sie sich zwei Wochen rapide Gewichtsabnahme vornehmen und dann neu bewerten (siehe unten).

Soll ich mit echten Nahrungsmitteln oder Mahlzeitenersatz beginnen?

Manche Menschen denken, Diät-Shakes als Mahlzeitenersatz wären »Betrug«, andere finden sie sehr hilfreich, besonders am Anfang. Denn dann müssen Sie nicht bei jeder Mahlzeit überlegen, was Sie kochen können und was Sie dafür brauchen. Und dann entfällt auch das Kalorienzählen, die Versorgung mit allen wichtigen Nährstoffen ist garantiert. Sie können außerdem eine schnelle, einfache Lösung sein – egal ob morgens oder für die Mittagspause.

Ich bin hier sehr pragmatisch. Wenn Sie echte Nahrungsmittel für Ihre rapide Gewichtsabnahme vorziehen, finden Sie die Rezepte dafür in diesem Buch. Wenn Sie aber gerne einige Mahlzeiten durch Shakes ersetzen möchten, besuchen Sie unsere Website, thefast800.com, wo ich Ihnen einige Marken empfehle, die besser für eine kohlenhydratarme Mittelmeerdiät geeignet sind.

Leider enthalten viele Shakes Zucker und erstaunlich viele Kohlenhydrate und schmecken obendrein noch künstlich. Wenn Sie sich für den Mahlzeitenersatz entscheiden, wählen Sie Produkte, die wenig Kohlenhydrate, reichlich Protein, ausreichend Fett und eine gute Menge Ballaststoffe enthalten.

Soll ich ein Vitaminpräparat einnehmen?

Die Speisepläne in diesem Buch sollen sicherstellen, dass Sie alle Mineralstoffe und Vitamine erhalten, die Sie brauchen. Dennoch könnten Sie vorsichtshalber ein Präparat guter Qualität einnehmen, vor allem an Fastentagen, und eventuell ein Fischölpräparat.

PHASE 1 – WAS SIE ERWARTET

Nur zur Erinnerung, wenn Sie sich für die rapide Gewichtsabnahme entschieden haben, werden Sie sich auf 800 Kalorien pro Tag beschränken – jeden Tag und für mindestens zwei Wochen. Das wird einige eindrucksvolle Veränderungen bewirken, die manche Menschen als extrem motivierend erleben. Und Sie wissen, die frühe Gewichtsabnahme sagt viel darüber aus, wie viel Sie insgesamt abnehmen werden.

Die ersten zwei Wochen bewältigen

Die ersten ein, zwei Wochen werden wohl am härtesten, bis Ihr Körper sich an weniger Kalorien und die Veränderungen im Stoffwechsel angepasst hat. Ihr Körper wird mehr Fett und weniger Zucker verbrennen. Das ist gut so, hat aber mitunter Nebenwirkungen. In dieser Zeit müssen Sie sich auch daran gewöhnen, anders zu essen und Speisen anders zuzubereiten. Sie werden sich also mit vielfältigen Herausforderungen konfrontiert sehen.

Allerdings halten die meisten Menschen 800 Kalorien pro Tag für gut zu bewältigen und sind erstaunt, wie schnell der Hunger abklingt.

Dick, einer meiner Freunde, der diese Diät zur Umkehrung seines Typ-2-Diabetes machte, nahm in den ersten beiden Wochen sieben Kilo ab, 14 Kilo in knapp acht Wochen. Drei

Jahre später hält er sein Gewicht immer noch und auch seine Blutzuckerwerte sind alle im Normbereich, ganz ohne Medikamente (zur großen Überraschung seines Arztes).

Sein Geheimnis? »Ich esse, was ich besonders gerne mag, beispielsweise Nudeln, aber in kleinen Portionen. Ich achte streng auf mein Gewicht und lasse es nicht ansteigen. Ich nehme nie mehr als ein bis eineinhalb Kilo zu, derer ich mich dann nach Weihnachten sofort wieder entledige.«

Nebenwirkungen

Mit der New Fast Diet werden Sie, wie Dick, rasch eine Menge Gewicht abnehmen. Ein Teil davon wird Fett sein, aber anfangs werden Sie auch häufig Wasser lassen müssen. Wenn Sie nicht ausreichend Flüssigkeit zuführen, können Schwindelgefühle, Müdigkeit und Kopfschmerzen auftreten.

Daher empfehle ich den Menschen, reichlich zu trinken. Geben Sie ein wenig Salz zu den Speisen, besonders wenn Sie das üblicherweise nicht tun. Auch die Einnahme von Magnesium, Kalium und B-Vitaminen kann helfen.

Was Sie trinken, bleibt Ihnen überlassen – solange es keine Kalorien enthält. Leitungswasser ist ideal. Ich trinke es am liebsten gekühlt. Auch Sodawasser mit etwas Zitrone ist köstlich. Früchtetee ist gut, gelegentlich darf es auch Kaffee sein (mit ganz wenig Milch, wenn überhaupt). Manche Menschen trinken gerne heißes Wasser pur, und es gibt Hinweise, dass schon allein die Wärme Hunger besänftigt. Kalorienfreie Erfrischungsgetränke, wenn es sein muss. Kein Thema sind Fruchtsäfte und Smoothies.

TRE (zeitlich begrenzte Nahrungsaufnahme) richtig einführen

Versuchen Sie es mit TRE. Ich empfehle Ihnen, Ihre 800 Kalorien zunächst innerhalb von zwölf Stunden aufzunehmen. Das bedeutet vielleicht, das Frühstück etwas später und das Abendessen ein wenig früher einzunehmen, um das normale nächtliche Fasten etwas auszudehnen. Ich stellte fest, dass damit (siehe Seite 64) die gesamte Diät einfacher wurde.

Das Hauptproblem bei einem späteren Frühstück ist vermutlich, in der Nähe Ihres Arbeitsplatzes geeignete kalorienarme Optionen zu finden. In diesem Fall könnten Sie Ihr Frühstück (oder Ihren Mahlzeitenersatz) auch von zuhause mitnehmen. Wasser, Schwarztee, Kräutertee und schwarzen Kaffee können Sie gleich beim Aufstehen trinken. Nur Speisen und kalorienhaltige Getränke sind zu meiden.

Gewöhnen Sie sich einige Wochen an dieses Zwölf-Stunden-Fenster für die Nahrungsaufnahme, bevor Sie es noch weiter verkürzen.

Bewegung

Wenn Sie bereits regelmäßig trainieren, bleiben Sie dabei. Wenn nicht, wäre dies ein guter Zeitpunkt, damit anzufangen. Beginnen Sie mit flotten Spaziergängen (am besten frühmorgens, vor dem Frühstück) und leichtem Widerstandstraining, also etwa Liegestützen und Kniebeugen. Anzahl und Intensität sollten mit der Zeit höher werden. Bewegung lässt Sie besser schlafen und beschleunigt das Einsetzen der Ketose, was wiederum die Wirkung der Diät steigert. Bewegung darf jedoch nicht als Ausrede dienen, mehr zu essen. Umgekehrt erspart Ihnen die Diät auch nicht das Training. Seien Sie vernünftig. Wenn Sie vorhaben, in den nächsten Wochen einen Marathon zu laufen, dann beginnen Sie nicht unmittelbar davor zu fasten.

Der Umgang mit Heißhunger

Am schlimmsten ist der Heißhunger in den ersten beiden Wochen. Er geht dann zurück – wirklich! Hier ist eine kurze Checkliste zur Unterstützung Ihrer guten Vorsätze.

1. **Versuchungen beiseiteschaffen – nochmals.** Haben Sie das wirklich getan? Wenn keine verlockenden Leckereien mehr im Haus sind, können Sie dem Heißhunger sehr viel leichter standhalten (siehe Seite 138).

2. **Denken Sie an Ihre Beweggründe.** Klare Ziele sind äußerst wichtig (siehe Seite 137). Einer der großen Vorteile der New Fast Diet ist, dass sich sehr schnell große Veränderungen zeigen. Wenn Sie versucht sind, ein Stück Kuchen oder Toast zu essen, halten Sie inne, atmen Sie ein paar Mal durch und denken Sie an die Kleider, in die Sie hineinpassen werden, oder an die Erleichterung, die Sie verspüren werden, wenn Ihr Blutzucker sich normalisiert hat – ganz einfach daran, wie Sie sich am Ende des Programms fühlen werden.
3. **Gehen Sie dem Heißhunger auf den Grund.** Haben Sie Langeweile? Haben Sie vielleicht Durst, nicht Hunger? Sind Sie müde und brauchen einfach eine kurze Pause? Ich weiß, dass ich instinktiv zu einem Snack greife, wenn ich müde oder gestresst bin. Lenken Sie sich lieber ab.
4. **Sagen Sie sich: »Das geht vorbei!«** Ein flotter Spaziergang oder ein Blick in eine Zeitschrift reichen oft aus, um auf andere Gedanken zu kommen. Trinken Sie eine Tasse Kräutertee. Singen Sie. Es geht vorbei.
5. **Ersetzen Sie Mahlzeiten durch Shakes.** Wenn Ihnen Zubereitung und Kalorienzählen anfangs zu viel werden, ersetzen Sie einige Mahlzeiten durch Shakes, bis Sie den Dreh raushaben.
6. **Unterstützung ist wichtig.** Irgendwann wird sich diese hinterhältige Stimme bemerkbar machen und Sie zu einem »Ausrutscher« verleiten. »Es ist ja nur einmal.« Dieser Stimme sind wir ziemlich ausgeliefert. Dann sind wir am allermeisten auf Unterstützung angewiesen, die uns hilft, die Versuchung zu meiden und »Saboteuren« aus dem Weg zu gehen.

Wenn Sie schwach werden, ist das aber noch lange kein Grund, gleich ganz aufzugeben. Schwingen Sie sich wieder auf Ihr Pferd und reiten Sie weiter!

Zwischenbilanz nach den ersten beiden Wochen

Zwei Wochen sind eine gute Zeit für eine erste Bewertung. Bewirkt die Diät, was Sie sich erhofften? Wie fühlen Sie sich, wie kommen Sie zurecht?

Wenn es Ihnen gut geht, dann bleiben Sie dran. In der DIRECT- und der DROPLET-Studie blieben die meisten Teilnehmer für acht bis zwölf Wochen bei 800 Kalorien am Tag, aber das hängt sehr davon ab, wie es Ihnen geht.

1. *Nehmen Sie Gewicht ab?* Bis zum Ende der Woche 2 hat sich die Gewichtsabnahme wohl verlangsamt, aber sie sollte immer noch rapide sein. Ausgehend von klinischen Studien sollte der durchschnittliche Gewichtsverlust am Ende der zweiten Woche bei der rapiden Gewichtsabnahme etwa vier Kilo betragen, bei 5:2 etwa 1,5 Kilo.

   Wenn Sie nicht viel abnehmen, prüfen Sie, ob Sie die 800 Kalorien wirklich einhalten und nicht gelegentlich ein wenig »aufbessern«. An den Rezepten im hinteren Teil des Buches sehen Sie, wie 800 Kalorien in etwa aussehen.

   Sie sollten nun bereits im Zustand der Ketose sein. Vergewissern Sie sich mittels Keton-Teststreifen. Wenn nicht, müssen Sie dafür eventuell die Kohlenhydrate noch weiter reduzieren. Wie weit, ist von Mensch zu Mensch verschieden.

2. *Kann ich meinen Appetit besser zügeln?* Die meisten berichten über weniger Hunger nach etwa zwei Wochen, auch der Heißhunger geht zurück. Wenn Sie immer noch oft hungrig sind, prüfen Sie, ob Sie auch wirklich 50–60 Gramm Eiweiß pro Tag aufnehmen. Eiweißmangel ist einer der Hauptgründe für Hunger.
3. *Leiden Sie unter Schwindel oder Schwäche?* Das kann vorkommen, während sich der Körper auf Ketose umstellt. Manche bezeichnen das als »Keto-Grippe«. Zu den Symptomen gehören Reizbarkeit und Schwindel. Aber das geht vorbei – wie eine Grippe.

   Wenn Sie nicht bereits ein Ergänzungspräparat nehmen, wäre ein Produkt mit Magnesium, Kalium, B-Vitaminen und Vitamin D in entsprechender Dosierung empfehlenswert. Niedrige Spiegel dieser Nährstoffe sind mit Müdigkeit assoziiert.

   Vielleicht leiden Sie auch einfach an Flüssigkeitsmangel. Sie sollten so viel Wasser trinken, dass Sie zumindest 5–6 Mal am Tag kräftig Wasser lassen müssen.

   Sollten ernste Beschwerden wie Fieber, Übelkeit und/oder anhaltender Durchfall auftreten, müssen Sie die Diät natürlich sofort aussetzen und Ihren Arzt hinzuziehen.
4. *Habe ich Verstopfung?* Wenn ja, sollten Sie nicht nur mehr trinken, sondern auch mehr Ballaststoffe aus nicht stärkehaltigem Gemüse – grünes Blattgemüse, Spinat, Grünkohl, Brokkoli, Blumenkohl – sowie aus Brombeeren, Chia-Sa-

men oder Leinsamen aufnehmen. Auch Präparate aus Reformhaus oder Apotheke können helfen, beispielsweise natürliche lösliche Ballaststoffe oder osmotische Abführmittel, etwa Lactulose, die Flüssigkeit aufnehmen und so den Kot weicher machen.

5. *Schlafe ich gut?* Wenn nicht, sollten Sie die Hauptmahlzeit ein wenig später essen, sich mehr bewegen, jeden Tag bei Tageslicht ins Freie gehen – und zwar möglichst zweimal. Das stellt die innere Uhr neu ein und hebt die Stimmung.
6. *Habe ich Mundgeruch?* Bei manchen Menschen macht sich ein süßlicher Fruchtgeruch im Atem bemerkbar. Er stammt von den Ketonen und erinnert ein wenig an Nagellackentferner. Das ist normal, es zeigt, dass die Diät wirkt. Putzen Sie Ihre Zähne regelmäßig und bleiben Sie dran!
7. *Wie ist meine Stimmung? Komme ich zurecht?* Sie dürfen manchmal ein wenig gereizt sein, anhaltend gedrückte Stimmung wäre aber besorgniserregend. In diesem Fall sollten Sie mit jemandem sprechen oder professionellen Rat einholen.

Wenn die Diät zu hart für Sie ist …

Wenn es häufig zu Ausrutschern kommt, sollten Sie überlegen, die Sache langsamer anzugehen:

* Manche Menschen finden 2:5 einfacher. Man fastet während der Woche und ernährt sich am Wochenende gesund,

ohne sich allzu sehr um die Kalorien zu kümmern (bei Einhaltung einer Mittelmeerdiät).

* Sie könnten auf das neue 5:2 umsteigen, an zwei Tagen der Woche fasten, an den übrigen gesund essen (siehe Seite 155).
* Sie könnten auch eine Diätpause einlegen. Man würde es nicht glauben, aber solche Diätpausen, eine »Intervalldiät« gewissermaßen, können wirksamer sein als einfach »Augen zu und durch«, wie die Matador-Studie zeigte.

Intervalldiät: die Matador-Studie

Für diese Studie[34] wurden 47 fettleibige Männer zufällig entweder einer konstant kalorienarmen Diät für 16 Wochen oder derselben Diät in Etappen zugewiesen.

Die Gruppe mit der »Intervalldiät« sollte zwei Wochen Diät halten, sich dann zwei Wochen ausgewogen ernähren, dann weitere zwei Wochen Diät halten und so weiter. Über insgesamt 30 Wochen kamen sie so ebenfalls auf 16 Wochen Diät.

Die Messwerte wurden für beide Gruppen am Anfang und am Ende des Experiments sowie nach sechs Monaten ermittelt.

Und was kam dabei heraus? Am Ende der ersten Phase des Experiments hatte die Gruppe mit der Standarddiät im Schnitt neun Kilo abgenommen, jene mit der Intervalldiät 14 Kilo.

Sechs Monate später hatte die Standardgruppe das meiste Gewicht wieder zugenommen, die Gruppe mit der Intervalldiät nicht.

Die endgültigen Werte waren ein durchschnittlicher Gewichtsverlust von drei Kilo für die Standarddiät und von elf Kilo für die Intervalldiät. Eine beeindruckende Differenz von acht Kilo!

Warum? Möglicherweise beugt eine Diät in Etappen einer gewissen Ermüdung vor. Die Forscher stellten auch fest, dass beim Wechsel von Diät und Diätpause nicht nur mehr Gewicht, sondern auch mehr Fett abgebaut wurde und mehr Muskelmasse erhalten blieb. Was wiederum zu einer geringeren Reduktion des Grundumsatzes führte.

Am Ende des Experiments verbrannten die Männer mit der Intervalldiät im Schnitt um 390 Kalorien mehr pro Tag als jene, die genauso viel mit der Standarddiät abgenommen hatten. Eine der leitenden Wissenschaftlerinnen, Professor Amanda Sainsbury von der Universität Sydney, erzählte mir, sie hätte selbst mit der Intervalldiät Gewicht abgenommen. »Ich beschränkte die Kalorien, solange ich es schaffte – gewöhnlich etwa zwei Wochen, manchmal 10 Tage, und legte dann später erneut eine Diätphase ein.«

Es war dies eine relativ kleine Studie, um diesen neuen Ansatz auszutesten, und sie wurde nur an Männern durchgeführt. Ein Team der Universität Tasmanien hat derzeit eine größere Studie an Frauen laufen, die Ergebnisse werden für 2019 erwartet.

PHASE 2: DER UMSTIEG AUF DAS NEUE 5:2.

Sie haben Ihre Gewichtsabnahme nun mit der »Very Fast Diet« ins Rollen gebracht. Es obliegt allein Ihnen, wann Sie zu Phase 2, dem neuen 5:2, übergehen – manchen von Ihnen werden einige wenige Wochen rapider Gewichtsabnahme reichen, andere möchten vielleicht länger in Phase 1 verweilen, ganz nach ihren Zielen. Hunger und Heißhunger sollten in jedem Fall stark zurückgegangen sein. Sie sollten auch feststellen, dass Sie sich leistungsfähiger, unbeschwerter und wacher fühlen. Sie werden bereits erste Komplimente erhalten haben.

Der Umstieg ist ganz unkompliziert und kann jederzeit erfolgen. Für Ihre 800-Kalorien-Fastentage verwenden Sie weiterhin die kalorienarmen Rezepte in diesem Buch (oder, wenn Sie mögen, eine Mischung aus Mahlzeitenersatz und Speisen). An den anderen Tagen können Sie normal, aber gesund essen – also eine Mittelmeerdiät mit wenig Kohlenhydraten und wenig raffiniertem Zucker einhalten, ohne Kalorien zu zählen.

800-Kalorien-Tage geschickt planen

Ich werde oft gefragt, ob es bei 5:2 besser ist, die 800-Kalorien-Tage hintereinander oder mit etwas Abstand anzusetzen. Theoretisch wäre es vermutlich besser, sie hintereinander zu absolvieren, weil so am ersten Tag die Ketose einsetzt und auch für den gesamten zweiten Tag erhalten bleibt. Manche Menschen finden es auch angenehmer, das Fasten rasch hinter sich zu bringen. Andere ziehen dagegen etwas Abstand zwischen den Fastentagen vor. Sie müssen selbst herausfinden, was sich für Sie bewährt. Entscheidend ist, dass Sie dabei bleiben sollten, wenn Sie Ihre Tage gewählt haben. Wenn Sie Ihre Fastentage verschieben, sinkt die Wahrscheinlichkeit, dass Sie sie einhalten.

Wann isst man an einem 800-Kalorien-Tag?

Jeder von uns ist anders. Wenn ich 5:2 mache, esse ich lieber nur zwei Mahlzeiten und reserviere einige Kalorien für einen kleinen Snack. Ich nehme mein Frühstück spät ein, lasse das Mittagessen weg und strebe ein frühes Abendessen an. In unseren Speiseplänen sehen Sie, dass wir die Wahl Ihnen überlassen. Sie können drei eher kleine Mahlzeiten – Frühstück, Mittagessen und Abendessen – einnehmen oder die Kalorien auf zwei größere Mahlzeiten verteilen. Probieren Sie es aus, und Sie werden sehen, womit Sie besser zurechtkommen.

Was isst man an Nicht-Fastentagen?

Zu vielen unserer Rezepte gibt es Varianten für »NICHT-FASTENTAGE«. Das soll Ihnen eine gesunde Ernährung auch an »normalen« Tagen erleichtern.

Die Vorschläge reichen von zusätzlichem Protein (siehe

Seite 248) über mehr Vollkorngetreide (wie Naturreis oder Quinoa) bis zu Linsen und Bohnen. Manchmal können Sie noch eine Schnitte Vollkorn-Saatenbrot oder -Sauerteigbrot essen, gelegentlich gibt es sogar einen Nachtisch oder eine Portion Obst. Bei manchen Rezepten können Sie einfach die Portionen verdoppeln. Vorschläge für zusätzliche Gemüsebeilagen (nicht stärkehaltig) oder Salate machen eine Mahlzeit etwas gehaltvoller.

Wie kombiniert man das neue 5:2 mit TRE?

Wenn Sie die zeitlich begrenzte Nahrungsaufnahme bereits umsetzen, können Sie bei Ihrem Schema (12:12 oder 14:10) bleiben oder es ein wenig steigern, auf 16:8. Nur zur Erinnerung – das bedeutet, dass Sie über Nacht 16 Stunden lang nichts zu sich nehmen, was Kalorien enthält.

Wie in Kapitel 3 erwähnt kann längeres Fasten noch mehr Wirkung erzielen, ist aber auch schwerer durchzuhalten.

Eine beliebte Methode, 16:8 umzusetzen, ist der Verzicht aufs Frühstück, man isst nicht vor 12 Uhr mittags. Davor können Sie schwarzen Tee oder Kaffee und reichlich Wasser trinken, aber nichts, was Kalorien enthält. Wenn es Ihnen mit TRE ernst ist, versuchen Sie, mindestens drei Stunden vor dem Schlafengehen keine Kalorien mehr zu sich zu nehmen.

Auch abends, wenn alle Kalorien konsumiert sind, gilt, dass kalorienfreie Getränke – Wasser, Kräutertee und dergleichen – uneingeschränkt möglich sind, aber natürlich kein Alkohol!

Ich würde Ihnen generell empfehlen, während der Gewichtsabnahme nur wenig oder gar keinen Alkohol zu trinken. Alkohol ist aus verschiedenen Gründen für eine Diät ungünstig:

- Er schwächt das Durchhaltevermögen – ich merke selbst, dass meine Selbstdisziplin, die von vornherein nicht besonders groß ist, nach einem Drink fast völlig verschwindet.
- Alkohol regt den Appetit an. Wenn ich Alkohol trinke, kann ich Chips nicht widerstehen.
- Alkohol enthält sehr viele Kalorien. Bedenken Sie folgende Zahlen: Ein großes Glas Wein (250 ml) oder eine Flasche Bier kommen auf etwa 230 Kalorien, beinahe so viel wie ein kleiner Schokoriegel oder eine Portion Eiscreme.

F & A

Und wenn ich nicht abnehme?

Wenn Sie auf das neue 5:2 umsteigen, sollten Sie weiter ein bis zwei Kilo pro Woche abnehmen. Wenn sich das nicht sofort zeigt, haben Sie Geduld. Wenn der gewünschte Gewichtsverlust tatsächlich nicht einsetzt, dann sollten Sie ernsthaft prüfen, was Sie an Ihren NICHT-FASTENTAGEN essen.

Machen Sie Fotos. Schreiben Sie es auf. Lassen Sie auch wirklich nichts weg. Tauschen Sie sich über unsere Website mit anderen aus.

Sie können natürlich auch die Zahl der 800-Kalorien-Tage erhöhen: Einer meiner Freunde begann mit 5:2, merkte, dass ihm die Gewichtsabnahme nicht schnell genug ging, und stieg daher auf 2:5 um – 800 Kalorien während der Woche und ein etwas großzügigeres Wochenende. Sie könnten auch für ein Weilchen zur rapiden Gewichtsabnahme zurückkehren, um die Dinge in Schwung zu bringen.

Darf man während der Monatsblutung fasten?

Für schwangere oder stillende Frauen ist Fasten tabu. Es gibt jedoch keinen Grund, warum Sie während der Monatsblutung keine 800-Kalorien-Tage einlegen sollten – außer Ihre Blutung ist besonders stark oder schmerzhaft. In diesem Fall sollten Sie Ihren Eisenwert bestimmen lassen und ein Präparat nehmen, wenn er zu niedrig ist.

Wird das Fasten meinen Schlaf beeinträchtigen?

Manche Menschen kämpfen mit Hungergefühlen, vor allem während der ersten beiden Wochen, und das kann den Schlaf stören. Ich persönlich schlief besser, als ich das Fasten um TRE ergänzte. Warum? Dr. Panda geht davon aus, dass das am Abfall der Körperkerntemperatur kurz vor dem Einschlafen liegt. Sie signalisiert dem Gehirn, dass es Zeit für ein Nickerchen ist. Wenn Ihr Körper zur Schlafenszeit noch mit Verdauen beschäftigt ist (er braucht mitunter viele Stunden, um mit einer großen Mahlzeit fertigzuwerden), bleibt dieser Temperaturabfall aus.

Und wie ist es mit Sport?

Wie bei der rapiden Gewichtsabnahme sollten Sie Ihr Trainingsprogramm fortsetzen und vielleicht um einige Übungen ergänzen, die ich in Kapitel 5 empfehle. Bewegung lenkt wunderbar ab und hebt die Stimmung.

Immer mehr deutet darauf hin, dass Training in Kombination mit TRE mehr bewirkt. TRE ist bei Leistungssportlern und Bodybuildern ziemlich beliebt, weil es zu Fettabbau ohne Verlust an Muskelmasse führt. In einer neueren randomisierten Studie[35] an trainierten jungen Männern baute die Gruppe mit der 16:8-Diät in acht Wochen signifikant Körperfett ab, dabei blieb jedoch ebenso viel Muskel und Kraft erhalten wie in der Kontrollgruppe, die nicht fastete. Das könnte damit zu tun haben, dass eine Esspause von 16 Stunden dem Körper Zeit gibt, Reparaturen an den Mitochondrien vorzunehmen, den winzigen Kraftwerken in unseren Zellen. Das verlängerte nächtliche Fasten stellt auch sicher, dass alte, geschädigte Muskelzellen abgebaut und durch neue ersetzt werden.

PHASE 3: DAS NEUE GEWICHT ALS NEUER LEBENSSTIL

Feiern Sie, wenn Sie Ihre Ziele erreicht haben. Erzählen Sie Ihren Freunden davon. Sie haben etwas wirklich Schwieriges geschafft, und Sie wollen nicht zurück. Wer dieses Programm umsetzt, hat die Veränderungen, die Voraussetzung für einen langfristigen Erfolg sind, bereits erreicht:

1. *Sie fühlen sich besser,* sind leistungsfähiger – glücklicher, fröhlicher und unbeschwerter, sogar selbstbewusster, Sie haben die Dinge im Griff.
2. *Sie haben rasch viel Gewicht abgenommen.* Eine ausgeprägte und rapide Gewichtsabnahme sagt, wie ich bereits erwähnte, sehr viel über den langfristigen Erfolg aus.
3. *Sie haben Ihre Muskelmasse und Ihren Grundumsatz erhalten*, weil Sie eine kohlenhydratarme Mittelmeerdiät einhalten und für Bewegung sorgen.
4. *Mit Ihrer kohlenhydratarmen Mittelmeerdiät* können Sie sich nun gelegentlich »etwas gönnen«, aber seien Sie vorsichtig. Die Betonung liegt hier auf gelegentlich, denn wenn Sie in alte Gewohnheiten verfallen, werden Sie auch bald wieder Ihre alte Figur haben.
5. *Sie beherrschen das neue 5:2*, es spricht also nichts dagegen, langfristig bei 5:2 oder 6:1 zu bleiben. 6:1 (ein Fasttag pro Woche) ist eine gute Möglichkeit, Ihre gute Figur zu behalten, besonders wenn Sie mit Ihrem aktuellen Gewicht zu-

frieden sind und das Intervallfasten nicht als große Belastung empfinden.

6. *Sie kommen hoffentlich mit TRE gut zurecht,* es spricht also nichts dagegen, langfristig dabei zu bleiben. Für die meisten Menschen ist 10:14 oder 12:12 gut machbar – mit gelegentlichen Ausnahmen. Wenn Sie spätabends noch etwas essen/naschen/trinken, verschieben Sie das Frühstück nach hinten.
7. *Sie haben Ihrer Gesundheit auf lange Sicht etwas Gutes getan – klingt sehr gut.* Wenn Sie Bauchfett abbauen und Ihre Ernährung umstellen, reduzieren Sie Ihr Risiko für viele chronische Krankheiten. Menschen mit hohem Blutdruck berichten über signifikante Verbesserungen. Von vielen Personen mit Typ-2-Diabetes oder Prädiabetes höre ich, dass sich ihr Blutzuckerwert wieder normalisiert hat und sie ohne Medikamente auskommen. Bei Fettleber sollte sich die Gesundheit der Leber deutlich verbessern (rapide Gewichtsabnahme ist derzeit die einzige wirksame Therapie für eine nichtalkoholische Fettlebererkrankung oder NAFLD). Intervallfasten reduziert nachweislich die Entzündungsneigung und bewirkt eine Besserung bei Arthritis, Ekzem, Schuppenflechte und Asthma. Und Ihre Cholesterinwerte werden sich vermutlich auch positiv verändern.
8. *Sie haben sich für eine neue Lebensweise entschieden – fürs Leben.* Bei vielen Menschen reicht es, wenn sie eine relativ kohlenhydratarme Mittelmeerdiät mit angemessenen Portionsgrößen einhalten. Und wenn es nicht ganz reicht, wissen Sie genau, was Sie tun müssen …

Was können Sie noch für den langfristigen Erfolg tun? Fraglos werden Sie in den nächsten Monaten auf Herausforderungen treffen, zuhause und im Beruf, doch versuchen Sie, sich nicht vom Kurs abbringen zu lassen. Je länger Sie Ihr Gewicht halten können, desto leichter wird es.

Hier ist eine Aufstellung erfolgreicher Strategien, mit denen ich und andere auch auf Erfolgskurs bleiben konnten:

* **Verbannen Sie Junkfood aus Ihrem Haus.** Das ist die wichtigste Strategie für dauerhaften Diäterfolg. Sie können noch so diszipliniert sein, Sie haben vermutlich seit Ewigkeiten keine Packung Eiscreme mehr alleine aufgegessen – wenn das Zeug da ist, besteht die Gefahr, dass Sie es essen. Ein angesehener Chirurg erzählte mir letztens, er hätte mit der Fast Diet 25 Kilo abgenommen, nachdem ihn ein Kollege als »fetten Mistkerl« bezeichnet hatte. Nach dieser Leistung hält er seine Figur nun mit einigen einfachen Regeln. Dazu gehört, dass er niemals Süßigkeiten zuhause hat und nur bei Kinobesuchen Eiscreme isst. Da er sehr selten ins Kino geht, fällt das nicht wirklich ins Gewicht.
* **Regelmäßig auf die Waage.** Überraschenderweise zeigen zahlreiche Studien, dass regelmäßiges Abwiegen eine der besten Methoden für den Erhalt des neuen Gewichts ist. Täglich ist besser als wöchentlich, wöchentlich ist besser als monatlich. Eine neuere große Studie[36] an mehr als 1700 Personen ergab im Zeitraum von mehr als zwei Jahren, dass jene, die täglich auf die Waage stiegen, im Schnitt am Ende der Studie um 6,5 Kilo leichter waren als jene, die das nur

einmal im Monat taten. Ich steige beinahe jeden Morgen auf die Waage, gleich nach dem Aufstehen. Ich weiß, dass mein Gewicht mit dem Flüssigkeitshaushalt schwankt, aber wenn ich zuzunehmen beginne, kann ich sofort reagieren.

- **Kleiden Sie sich neu ein, wenn Sie die Diät erfolgreich abgeschlossen haben.** Sie haben sich diese Belohnung verdient. Und eine neue Garderobe wirkt ungemein motivierend. Dave nahm in zwölf Wochen mehr als 20 Kilo ab und konnte seinen Diabetes umkehren. Er kann an seinem Lieblingshemd erkennen, ob er seinen neuen Gewohnheiten treu bleibt. Sobald das Hemd fühlbar enger wird, weiß er, dass es Zeit für ein wenig Fasten ist.
- **Wenn Sie zuzunehmen beginnen, handeln Sie sofort.** Wenn Sie mehr als einige wenige Kilos zunehmen, werden Sie verzweifeln und noch deutlich mehr zunehmen. Machen Sie sich keine Vorwürfe, handeln Sie. Gehen Sie wieder auf 800 Kalorien. Verbrauchen Sie die übrigen Mahlzeitenersatz-Shakes in Ihrem Schrank. Bringen Sie die Gewichtszunahme zum Stillstand, bevor sie richtig in Schwung kommt.
- **Bleiben Sie in Bewegung.** Abgesehen vom Abwiegen ist vermehrte Bewegung ein weiterer Punkt, den die meisten in Zusammenhang mit langfristig erfolgreicher Gewichtsabnahme nennen. Wenn jemand abnimmt, fallen ihm Aktivitäten wie Walking und Radfahren leichter und machen auch mehr Spaß.
- **Selbstüberwachung.** Wenn erhöhte Blutzuckerwerte einer der Gründe für Ihre Diät waren, dann kann die regelmäßige Selbstmessung des Blutzuckers hilfreich sein. Viele, die

ihren Typ-2-Diabetes durch eine rapide Gewichtsabnahme umkehren konnten, empfinden die Angst vor einem neuerlichen Typ-2-Diabetes als äußerst motivierend. Ich behalte meinen Blutzuckerspiegel, meinen Blutdruck und natürlich mein Gewicht stets im Auge.

- **Werden Sie Mitglied einer Online-Gruppe und teilen Sie Ihre Daten.** Eine Studie der Northwestern University[37] zeigte, dass Personen, die gut in Online-Gruppen verankert sind – sich regelmäßig einloggen, ihr Gewicht angeben und andere Mitglieder zu Freunden machen –, am meisten abnehmen und das Gewicht auch langfristig halten können. Einer der Forscher, Dr. Louis Amaral, merkte dazu an: »Wer regelmäßig auf die Waage steigt, ist engagiert. Wer online mit anderen kommuniziert, ist noch engagierter. Und wer Unterstützung sucht, wird sie finden.«
- **Wenn Sie übergewichtige Freunde, Kollegen oder Partner haben,** versuchen Sie sie von dieser Diät zu überzeugen. Wir sind soziale Wesen und haben einen gewissen Herdentrieb. Eine Studie[38] ergab, dass Menschen, die zusammen mit einem Partner abnehmen, langfristig wesentlich erfolgreicher sind als die, die es allein probieren. Ihr Partner kann Ihr bester Verbündeter sein (wie bei mir), aber auch all Ihre Bemühungen unterminieren. Wenn Sie von Ihrem Partner keine Unterstützung erhalten, sind Freunde oder eine Online-Gruppe, die Ihnen über schwierige Phasen hinweg helfen, umso wichtiger.
- **Essen Sie nur im Sitzen, niemals unterwegs.** Egal, ob Sie etwas aus dem Kühlschrank holen, das Abendessen für die

Kinder zubereiten, Teller abräumen, durch den Supermarkt gehen oder mit einer Kostprobe für eine unbekannte Käsesorte konfrontiert sind. In Summe ergibt das ganz schön viel.

- **Finden Sie gesunde Nahrungsmittel für Ihren Berufsalltag** und für unterwegs – scheuen Sie sich nicht, etwas von zuhause mitzunehmen. Das eigene Lunchpaket ist gesünder als ein gekaufter Imbiss und spart obendrein Geld.
- **Nehmen Sie weniger auf Ihren Teller, als Sie vermutlich essen werden** und nehmen Sie nur nach, wenn Sie nach einer kleinen Pause noch hungrig sind. Wenn Sie noch mehr wollen, sollte es möglichst nicht-stärkehaltiges Gemüse sein. Es dauert, bis die aufgenommene Nahrung die Rezeptoren in Ihrem Dünndarm erreicht, die das Signal für »genug« aussenden. Je schneller Sie essen, desto mehr werden Sie essen. Ein voll beladener Teller verleitet zum Überessen.
- **Seien Sie achtsam.** Achtsamkeit und ihre Pflege während des Tages waren bereits Thema des letzten Kapitels. Eine aktuelle Analyse von 19 Studien[39] ergab, dass auf Achtsamkeit basierende Interventionen den Gewichtsverlust steigerten und »mit Adipositas zusammenhängendes Essverhalten« reduzierten. Probieren Sie es aus.
- **Schreiben Sie es auf.** Eine Studie des Kaiser Permanente Center for Health Research,[40] eine der größten und längsten Studien aller Zeiten zum Thema langfristig erfolgreiche Gewichtsabnahme, ergab, dass jene Teilnehmer, die aufschrieben, was sie täglich verzehrten, doppelt so viel Gewicht abnahmen wie jene, die das nicht taten. Offenbar veranlasst das einfache Niederschreiben die Menschen, weniger Kalo-

rien zu sich zu nehmen. Und es muss gar nicht kompliziert sein. Schreiben Sie es in ein normales Notizbuch oder in Ihr Handy. Schreiben Sie sich selbst E-Mails oder SMS mit Angaben zur letzten Mahlzeit. Entscheidend ist das Reflektieren – Sie beschäftigen sich damit, was Sie gegessen haben, und merken so, wenn schlechte Gewohnheiten wieder zuschlagen.

* **Schlaf hat Vorrang.** Die meisten Menschen brauchen mindestens sieben bis acht Stunden Schlaf pro Nacht. Wenn Sie versuchen, mit weniger auszukommen, werden Sie vermutlich mehr Hunger und Heißhunger verspüren, insbesondere Verlangen nach kohlenhydratreichen Nahrungsmitteln mit vielen Kalorien. Voraussetzung für guten Schlaf ist Regelmäßigkeit – jeden Tag etwa um dieselbe Zeit schlafen gehen und aufstehen, ob Wochentag oder Wochenende. Zu wenig Schlaf lässt die Stresshormone ansteigen, macht Sie hungriger und verleitet zum Überessen, was wiederum den Schlaf stört. Es ist ein echter Teufelskreis.
* **Vergessen Sie niemals Ihre Beweggründe.** Ich möchte gesund alt werden, mein Leben mit Freunden und Familie genießen. Darum ist mir das Halten meines Gewichts so wichtig. Was auch immer Ihre Motive sein mögen, denken Sie von Zeit zu Zeit daran. Halten Sie sich Ihre Beweggründe vor Augen. Ein gesundes Gewicht zu erreichen und zu halten war für mich eine der größten Herausforderungen überhaupt. Aber ich habe es geschafft – und auch Sie können es schaffen. Und wie bei jeder neuen Gewohnheit wird es mit der Zeit leichter. Viel Erfolg und halten Sie uns auf dem Laufenden (thefast800.com)!

KAPITEL 8

SUPER SIZE ME

Wie ich bereits in der Einleitung erwähnte, bin ich der Meinung, dass ich die Programme, die ich empfehle, auch selbst ausprobieren sollte. Daher testete ich »The New Fast Diet« während der Recherchen für dieses Buch an mir selbst. Dazu nahm ich bewusst Gewicht zu, um dann zu sehen, wie rasch ich es wieder abnehmen konnte.

Zuvor wurden noch einige Werte bestimmt, etwa der Nüchternblutzucker, der Blutdruck, Gewicht und Bauchumfang.

Die Tests bescheinigten mir, dass ich gesund war. Ich wog 78 Kilo, hatte einen Bauchumfang von 81 Zentimeter, sowohl Blutzucker als auch Blutdruck waren ausgezeichnet. Es war Zeit, all das zu ändern.

Um zuzunehmen, aß ich weiterhin relativ gesund, nahm aber mehr Stärkelieferanten zu mir. Ich aß mehr Brot, Kartoffeln, Reis und Nudeln, gelegentlich Kekse.

Hier ist ein Eintrag aus meinem Tagebuch: »Das Experiment

läuft nun schon ein paar Wochen, und ich habe erstaunlicherweise kaum zugenommen. Mein Körper dürfte sich an mein derzeitiges Gewicht gewöhnt haben und widersetzt sich der Gewichtszunahme. Das ist in gewisser Weise sehr beruhigend. Ich könnte mich an diese neue Lebensweise gewöhnen.«

Aber es blieb nicht dabei.

»Das Experiment läuft jetzt seit einem Monat, und der Zeiger der Waage beginnt sich zu bewegen. Auch meine Blutzuckerwerte sind im Steigen begriffen. Wirklich seltsam und beunruhigend ist, dass ich nun langsam wieder großes Verlangen nach Süßigkeiten bekomme. Ich kann kaum an einem Laden vorübergehen, ohne einen Schokoriegel zu kaufen. Clare berichtet, dass ich wieder zu schnarchen beginne, und wünscht sich, dass das Experiment bald vorüber ist.«

Ich brauchte letztlich fast vier Monate, um sechs Kilo zuzunehmen. Bis dahin waren die Probleme weit fortgeschritten. Meine Blutzuckerwerte lagen fast wieder im diabetischen Bereich. Der Bauchumfang hatte sich auf 94 Zentimeter erhöht, der Blutdruck war im roten Bereich. Ich war die meiste Zeit hungrig.

Ich filmte damals ziemlich viel und hatte Sorge, die Menschen würden merken, wie viel ich zugenommen hatte, und fragen, warum ich mich so gehen ließ. Aber niemand fragte. Wenn ich zunehme, sammelt sich Fett vorwiegend im Körperinneren an. Weite Hosen helfen auch.

Meine Frau sagte mir, ich sei gealtert. Ich schlief schlecht und wurde immer launischer.

Daher beschloss ich nach einem abschließenden Genussurlaub in Griechenland, die Gewichtsabnahme in Angriff zu nehmen. Ich begann mit »The Very Fast Diet«, der rapiden Gewichtsabnahme. Ich beschränkte mich auf 800 Kalorien pro Tag und verwendete die Speisepläne aus diesem Buch.

Auch TRE gehörte dazu, in Form von 12:12. Ich wollte nach 20 Uhr nichts mehr essen und dann frühestens um 8 Uhr morgens wieder essen.

Und wie lief es?

Nun, es war einfacher, als zunächst befürchtet. Vielleicht liegt es daran, dass ich an gelegentliches Fasten gewöhnt bin – die 800 Kalorien pro Tag erschienen mir jedenfalls nicht so schwierig. Ich wusste, was mich erwartete, auch das hilft. Und mein Körper ist wohl auch schon geübt im Umstellen des Stoffwechsels. Ich war anfangs natürlich hungrig und ein wenig mürrisch. Nach einigen Tagen waren Heißhunger und Hungerattacken jedoch vorbei. Größtenteils.

Da ich diese rapide Gewichtsabnahme mit meinen beruflichen Vorhaben vereinbaren musste, war ich unterwegs auf Shakes als Mahlzeitenersatz angewiesen, während ich zuhause Rezepte aus diesem Buch verwendete. Ich musste einige Geschäftsessen absolvieren, schaffte es aber, mich auf Fisch mit Gemüse zu beschränken.

Der Gewichtsverlust war rasch, die Veränderungen im Stoffwechsel beeindruckend. In den ersten vier Tagen verlor ich 2,7 Kilo, zum Teil Wasser. Auch Blutzucker und Blutdruck sanken. Hoffnungsvoll versuchte ich, den Gürtel enger zu schnallen. Aber das gelang noch nicht.

Ich blieb bei meinem Trainingsprogramm, merkte aber, dass

lange Spaziergänge oder Laufen deutlich anstrengender waren. Zwar hatte eine leichte Ketose eingesetzt (was ich mit Messstreifen überprüft hatte), aber meine Leistungsfähigkeit war eindeutig gesunken.

Ich trank jede Menge Wasser und schwarzen Tee, hatte also nicht mit Kopfschmerzen oder Verstopfung zu kämpfen.

Es gab einige schwierige Situationen, zum Beispiel den Abend, als ich um 22 Uhr am Bahnsteig stand, den ganzen Tag nichts gegessen hatte, und außer einem Verkaufsautomaten mit Schokolade weit und breit nichts war. Glücklicherweise hatte ich kein Kleingeld, sonst wäre ich wohl schwach geworden.

Es gab auch »Sündenfälle«. An einem Abend nahm ich mir frei von der Diät, trank mehrere Gläser Wein und aß viel zu viel Käse. Ein anderes Mal gönnte ich mir eine Scheibe Toastbrot mit Butter und dann gleich noch eine. Aber im Großen und Ganzen blieb ich auf Kurs.

Nach zwei Wochen hatte ich fünf Kilo abgenommen, Blutzucker und Blutdruck waren wieder im Normalbereich. Ich hätte mit der rapiden Gewichtsabnahme weitermachen können, aber ich hielt die Zeit für den Umstieg auf 5:2 für gekommen.

Ich experimentierte mit aufeinanderfolgenden Fastentagen (Montag und Dienstag) und stellte mittels Keto-Messstreifen fest, dass ich für einen Teil des ersten und den Großteil des zweiten Tages im Zustand leichter Ketose war.

Das Trainieren wurde einfacher. Ich konnte mich mehr fordern, ohne erschöpft zu sein.

Ich aß an meinen Fastentagen weiterhin die mediterranen

Gerichte aus dem Buch, an den Nicht-Fastentagen etwas freier. An Nicht-Fastentagen trank ich auch wieder Wein. Es war eigentlich ganz easy, wenn ich so sagen darf.

Nach drei Wochen und fünf Tagen hatte ich erneut mein gesundes Ausgangsgewicht erreicht, alle anderen Werte waren wieder normal.

Was hatte ich dabei gelernt?

* Diese Diät ist sehr »benutzerfreundlich«.
* Wenn ich mich gehen lasse, werden Diabetes und andere gesundheitliche Probleme sehr rasch wieder da sein.
* Was ich esse, hat definitiv Auswirkungen auf meine seelische Verfassung.
* TRE hilft, ist aber schwer konsequent umzusetzen, wenn man ein aktives Gesellschaftsleben hat. Dennoch versuche ich es einzuhalten, wann immer es geht, da die wissenschaftlichen Argumente mich überzeugen.

Und was kommt jetzt?

Es ist sechs Jahre her, dass ich Intervallfasten erstmals als neue und spannende Alternative zum gewohnten »langsam, stetig, fettarm« vorstellte. Heute bin ich zuversichtlicher als je zuvor, dass es eine Alternative ist.

Beinahe jeden Tag sprechen mich Menschen auf der Straße an und berichten über ihren Diäterfolg. Ob mich das stört?

Kein bisschen! Ich schätze dieses Feedback. Und selbst wenn wir uns nie persönlich begegnen, können Sie über die Website jederzeit mit mir oder dem »New Fast Diet«-Team in Kontakt treten.

Ebenso wichtig sind mir die wissenschaftlichen Fortschritte. Einige wichtige Fragen sind nach wie vor ungeklärt, aber Lösungen zeichnen sich ab.

Wird also die Fasten-imitierende Diät von Professor Valter Longo die Revolution bringen, die frühe Studien verheißen?

Wird Professor Mark Mattsons 5:2-Studie über das Gehirn einen neuen Weg zur Bekämpfung von Demenz weisen?

Werden Ärzte und andere Gesundheitsfachleute die neuesten Forschungen positiv aufnehmen, aus denen hervorgeht, wie wirkungsvoll eine rapide Gewichtsabnahme sein kann?

Natürlich hoffe ich, dass die Antwort auf alle diese Fragen »ja« sein wird.

Intervallfasten hat mein Leben verändert. Ich hoffe, es wird auch Ihres verändern.

REZEPTE

von Dr. Clare Bailey und Joy Skipper, Ernährungstherapeutin

In diesem Abschnitt finden Sie zahlreiche Anregungen für Ihre 800 Kalorien an Fastentagen – egal, ob es drei kleine oder zwei größere Mahlzeiten sein sollen. Es gibt auch Varianten, die ein Gericht ergiebiger machen, ohne dass es viel mehr Kalorien enthält, und andere, die größere Portionen für Nicht-Fastentage ergeben. Alle Kalorienangaben sind pro Portion.

FRÜHSTÜCK

Diese einfachen Ideen für ein sättigendes Frühstück belasten weder den Blutzucker übermäßig noch führen sie zu einer Gewichtszunahme. Und wenn Sie länger satt sind, sinkt das Risiko, dass Sie zwischendurch zu einem Snack greifen.

Sie können das Frühstück auch auslassen – das verlängert das nächtliche Fasten. Wichtig ist dann aber, dass Sie mehr trinken, wenn Sie auf eine Mahlzeit verzichten oder einen 800-Kalorien-Tag haben (Getränkeideen finden Sie auf Seite 256). Einige der Gerichte eignen sich zum Mitnehmen, Sie können sie dann am späteren Vormittag oder zu Mittag essen.

Hartgekochte Eier mit würzigem Spargel

230 kcal. | Für 2 Personen
Ein schmackhaftes, leichtes Frühstück.

250 g Spargelstangen
4 Eier
½ EL Olivenöl
große Prise gemahlener Kreuzkümmel oder geräucherter Paprika

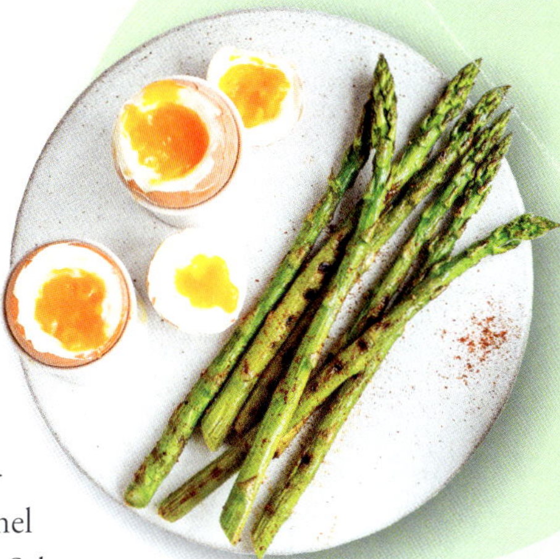

1. Die holzigen Spargelenden abschneiden und die Spargelstangen 3 Minuten in kochendem Wasser blanchieren. Spargel abseihen.
2. Einen Topf mit Wasser zum Kochen bringen. Die Eier darin 6–7 Minuten kernweich kochen.
3. Inzwischen eine Bratpfanne auf dem Herd erhitzen. Die Spargelstangen in Olivenöl wenden und mit Kreuzkümmel oder Paprika sowie etwas Salz und schwarzem Pfeffer würzen. Etwa 3–4 Minuten unter mehrmaligem Wenden in der Pfanne braten, bis sie weich und lecker gebräunt sind.
4. Die Eier in Eierbechern servieren, die gebratenen Spargelstangen werden getunkt!

ETWAS GEHALTVOLLER: (Kalorienangaben für Extras pro Portion): eine große Handvoll Spinat, den man in einer beschichteten Pfanne zusammenfallen lässt (Kalorien vernachlässigbar; bei Verwendung von 1 TL Butter 37 kcal., bei 1 TL Olivenöl 27 kcal.).

Gebackene Eier, zweierlei Art:

Diese »Muffins« schmecken sowohl warm als auch kalt.

Einfache Speck-Ei-Muffins

280 kcal. | Für 2 Personen

4 Scheiben durchzogener Speck
4 Eier
10 g geriebener Parmesan

1. Backofen auf 200 °C/180 °C Heißluft/Gas Stufe 6 vorheizen. 4 Vertiefungen einer Muffinform (Metall oder Silikon) oder 4 Auflaufförmchen mit wenig Fett ausstreichen.
2. Die Speckstreifen halbieren und über Kreuz in die Vertiefungen/Förmchen legen.
3. Jeweils 1 Ei aufschlagen und auf den Speck setzen.
4. Mit Parmesan und etwas frisch gemahlenem schwarzem Pfeffer bestreuen. Für einen weichen Dotter 15 Minuten, für einen harten Dotter 20 Minuten backen.

VARIANTEN: 2–3 EL geschnittenes und gegartes Grüngemüse oder 3 große Champignons, würfelig geschnitten und in einer beschichteten Pfanne ohne Fettzugabe gebraten (Kalorien vernachlässigbar) oder in ½ EL Olivenöl gebraten (zusätzlich 30 kcal. pro Person) zugeben.

Lachs-Ei-Muffins mit Schnittlauch

300 kcal. | Für 2 Personen

Lachs liefert wertvolle Omega-3-Fettsäuren für Gehirn und Durchblutung und zur Senkung der Entzündungsneigung.

150 g Räucherlachs
Handvoll junger Spinat oder Reste von Grüngemüse, gehackt
4 Eier
1 EL Schnittlauch, gehackt (optional)
20 g Parmesan, gerieben

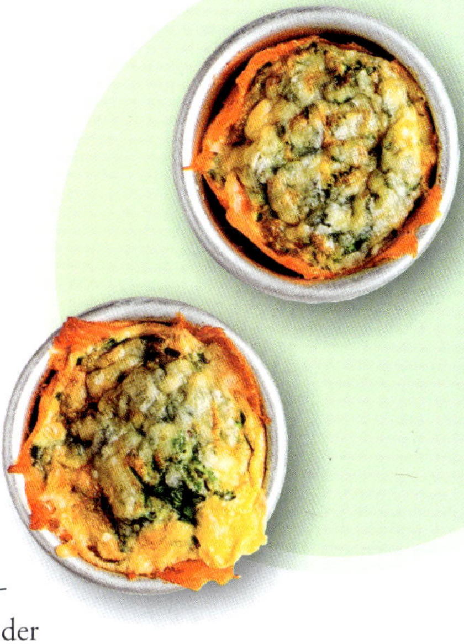

1. Backofen auf 200 °C/180 °C Heißluft/Gas Stufe 6 vorheizen. 4 Vertiefungen einer Muffinform (Metall oder Silikon) oder 4 Auflaufförmchen mit wenig Fett ausstreichen.
2. Die Vertiefungen/Förmchen mit dem Räucherlachs auslegen.
3. Die Spinatblätter in einer Schüssel mit Eiern, Schnittlauch und etwas frisch gemahlenem schwarzem Pfeffer verrühren.

4. Die Masse auf die 4 Vertiefungen/Förmchen verteilen. Mit geriebenem Parmesan und noch etwas schwarzem Pfeffer bestreuen und etwa 15 Minuten backen, bis die Eier gestockt sind.

ETWAS GEHALTVOLLER: Reichen Sie dazu grünes Blattgemüse wie Rucola oder junge Spinatblätter (Kalorien vernachlässigbar).

Haferbrei mit Pistazien und Chia

370 kcal. | Für 2 Personen

Cremiger Haferbrei mit exotischer Kardamomnote und wertvollem Chia – einem Superfood mit besonders vielen Nähr- und Ballaststoffen und Eiweiß.

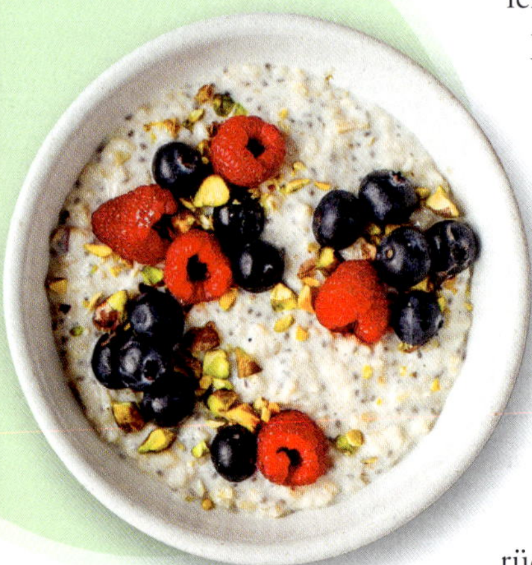

4 EL Haferflocken
300 ml Milch
1 EL Chia-Samen
½ TL Kardamomsamen
Handvoll gehackte Pistazien

1. Alle Zutaten in einem Topf zum Kochen bringen. Herd zurückschalten und den Haferbrei

6–8 Minuten unter gelegentlichem Rühren köcheln lassen, bis er dick und cremig ist.

ETWAS GEHALTVOLLER: Servieren Sie den Haferbrei mit einer Handvoll Himbeeren, Blaubeeren oder dem Fruchtfleisch einer Passionsfrucht (zusätzlich 15 kcal. für 40 g).

Schnelles Frühstück aus Ei und Avocado

290 kcal. | Für 1 Person

Ein Rezept für alle, die morgens keine Zeit zum Eierkochen haben. Man kocht sie am Vortag und muss morgens nur noch anrichten.

2 Eier
½ Avocado
Etwas Zitronensaft

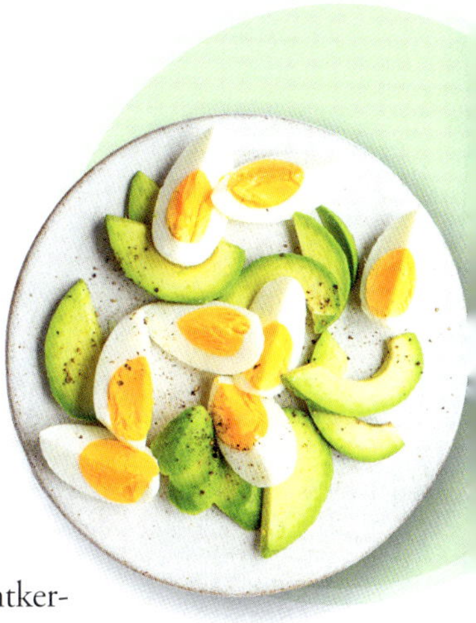

1. Die Eier in einem Topf mit kochendem Wasser 6–7 Minuten garen, dann unter kaltem Wasser abschrecken. Schälen und im Kühlschrank aufbewahren (bei Vorbereitung am Vorabend).
2. Am Morgen die Avocado schälen, entkernen und in Scheiben schneiden. Auf einem Teller anrichten und mit Zitronensaft beträufeln.

3. Die Eier vierteln. Auf die Avocadoscheiben legen und würzen.

ETWAS GEHALTVOLLER: Avocado und Ei auf einer Schnitte Roggenbrot (zusätzlich 55 kcal.) oder Vollkorn-Sauerteigbrot (zusätzlich 72 kcal.) anrichten.

Omelett mit Tomaten und Basilikum

240 kcal. | Für 1 Person

Dieses klassische mediterrane Omelett ist ein gesunder Start in den Tag.

2 große Eier
½ EL Olivenöl
3 Kirschtomaten, halbiert
4–5 Basilikumblätter, zerrissen

1. Die Eier in einer Schüssel mit der Gabel verquirlen. Würzen.
2. Das Öl in einer kleinen Bratpfanne erhitzen und die halbierten Kirschtomaten darin 2 Minuten braten.
3. Das Basilikum für 20 Sekunden mitbraten, dann die Eier eingießen und mit einer Holzspatel in der Pfanne verteilen.
4. Sobald die Eier zu stocken beginnen, die Ränder lösen und das Omelett zusammenklappen. Das goldgelbe Omelett auf einen vorgewärmten Teller gleiten lassen.

ETWAS GEHALTVOLLER: Reichen Sie dazu eine große Handvoll junge Salatblätter oder Rucola (Kalorien vernachlässigbar; mit Dressing, beispielsweise Olivenöl-Apfelessig-Dressing von S. 249, zusätzlich 100 kcal.).

Cremiger grüner Smoothie

165 kcal. | Für 2 Personen

½ Gurke, gehackt
2 Selleriestangen, gehackt
1 Kiwi, geschält und gehackt
1 frisches Ei
2 EL extra-natives Olivenöl

Alle Zutaten zusammen mit Gewürzen und 150 ml Wasser im Mixer verarbeiten. In zwei Gläser gießen und sofort servieren.

Würziger Mango-Smoothie

190 kcal. | Für 2 Personen

1 große Mango, entsteint,
geschält und in Stücke geschnitten
1 EL vollfetter griechischer Joghurt
300 ml Mandeldrink
Saft und abgeriebene Schale einer halben unbehandelten Orange
2 cm Ingwer, geschält
und gerieben
¼ TL gemahlener Zimt, ein wenig mehr zum Anrichten
Große Prise gemahlene Kurkuma

Alle Zutaten im Mixer verarbeiten. In zwei Gläser gießen und mit etwas Zimt bestreut servieren.

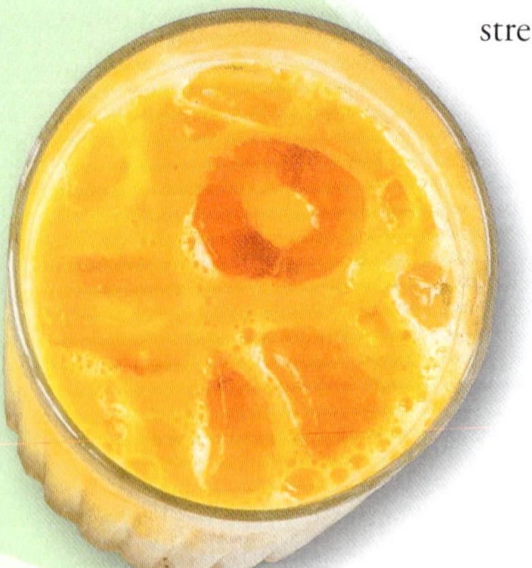

LEICHTE MAHLZEITEN

In einer idealen Welt, nach einer traditionellen »mediterranen« Ernährungsweise würden wir alle unsere Hauptmahlzeit früh am Tag essen, weil dann weniger davon in die Fettspeicher wandert. Das ist natürlich nicht jedem möglich, daher haben wir die Rezepte in diesem Abschnitt in »leichte« und »Hauptmahlzeiten« gegliedert, nicht in »Mittagessen« und »Abendessen«. So können Sie nach Ihren eigenen Bedürfnissen wählen.

Die leichten Mahlzeiten sind generell einfach und rasch zuzubereiten und enthalten meist weniger Kalorien als die Hauptmahlzeiten. Einige eignen sich auch als Brunch.

Wir würden Ihnen empfehlen, zwischen den Mahlzeiten nichts zu essen, um die Fettverbrennung nicht zum Erliegen zu bringen.

Eiliger Hummus

205 kcal. | Ergibt 4 Portionen

Im Handumdrehen fertig und köstlich obendrein! Reichen Sie dazu knackiges Gemüse. Die großzügige Menge Olivenöl ist kein Grund zur Sorge – sie kommt sowohl dem Geschmack als auch der gesundheitlichen Wirkung zugute.

200 g Kichererbsen aus der Dose
2 EL Zitronensaft (oder mehr nach Geschmack)
2½ EL extra-natives Olivenöl
½ EL Tahin (Sesampaste)
2 Knoblauchzehen, gehackt

1. Kichererbsen abseihen, Flüssigkeit aufbewahren.
2. Alle Zutaten bis auf ½ EL Olivenöl im Mixer verarbeiten.
3. Eventuell ein wenig von der aufbehaltenen Flüssigkeit zugeben, bis die Konsistenz stimmt. Den Hummus mit Salz und frisch gemahlenem schwarzem Pfeffer nach Geschmack würzen.
4. Das restliche Olivenöl darüberträufeln, nach Wunsch mit Kreuzkümmel oder Paprika bestreuen. Dazu reicht man knackige Crudités, etwa von Stangensellerie, Gurke, Zucchini, jungem Spargel, Blumenkohl- und Brokkoli-Röschen. Sie enthalten kaum Kalorien und liefern wertvolle Ballaststoffe, können also fast unbegrenzt verzehrt werden.

TIPP: Zitronen niemals übermäßig auspressen, denn das weiße Mesokarp macht den Saft bitter.

Tapenade mit Fetakäse

138 kcal. | Für 2 Personen

Olivenpaste kann sehr intensiv und scharf schmecken, in Kombination mit Fetakäse ergibt sie jedoch einen pikanten, cremigen Aufstrich. Schmeckt köstlich auf münzgroßen Zucchinischeiben oder Saaten-Crackern – oder einfach als Dip.

50 g Fetakäse
50 g entsteinte Oliven, aus Glas oder Dose, abgetropft
1 EL Olivenöl

Die Zutaten mit dem Stabmixer in einer kleinen Schüssel zerkleinern, einige Olivenstückchen sollten verbleiben.

NICHT-FASTENTAGE: einfach mehr davon essen!

Knackige Zucchini-Canapés auf dreierlei Art

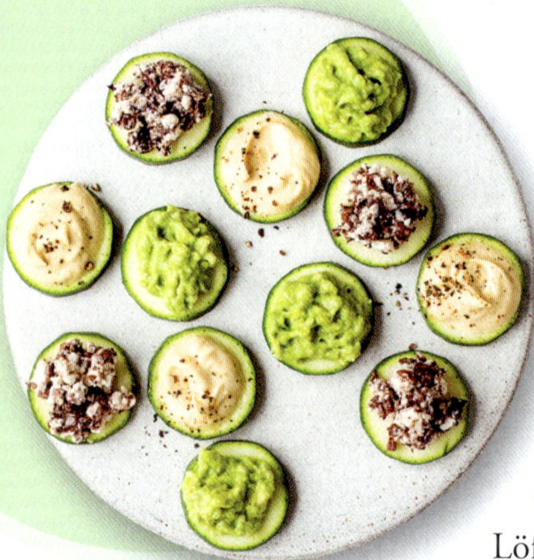

Fast wie Blini! Und viel einfacher und gesünder! Bei Zucchini müssen Sie nicht Kalorien zählen – es sind so wenig, dass man sie vernachlässigen kann. Garnieren Sie die Scheiben mit Rahmfrischkäse, eingelegtem Fisch, Schnittlauch, schnell eingelegtem Fenchel mit Radieschen (siehe Seite 241) oder gesunden Resten aus dem Kühlschrank. Eine besondere Note erhält das Ganze durch einen Löffel hausgemachtes Sauerkraut oder Kimchi (siehe Seite 245–248).

½ mittelgroße Zucchini,
in etwa ½ cm dicke Scheiben geschnitten

Belag:
* 1 EL (25 g) Tapenade mit Fetakäse (siehe Seite 187) 62 kcal.
* 1 EL (25 g) eiliger Hummus (siehe Seite 186) 46 kcal.
* 1 EL zerdrückte Avocado (siehe Seite 189) 103 kcal.

Dunkles Roggenbrot auf zweierlei Art

Die meisten Brotsorten, auch dunkle Brote, werden aus Auszugsmehl hergestellt, das kaum noch wertvolle Nährstoffe und Ballaststoffe enthält. Vollkornbrot kann gesundes Vollkorngetreide und Samen enthalten, oft jedoch nur in symbolischer Menge. Dunkles Roggenvollkornbrot enthält gewöhnlich viele Ballaststoffe. Wenn Ihnen der Geschmack zu intensiv ist, halten Sie Ausschau nach helleren Varianten. Oder greifen Sie zu Vollkorn-Saatenbrot oder Vollkorn-Sauerteigbrot.

Zerdrückte Avocado auf dunklem Roggenbrot

290 kcal. | Für 2 Personen

1 große Avocado, geschält und entsteint
Saft einer halben kleinen Zitrone
1 EL extra-natives Olivenöl
2 dünne Schnitten Roggenbrot
2 EL Kürbis- oder Sonnenblumenkerne, geröstet

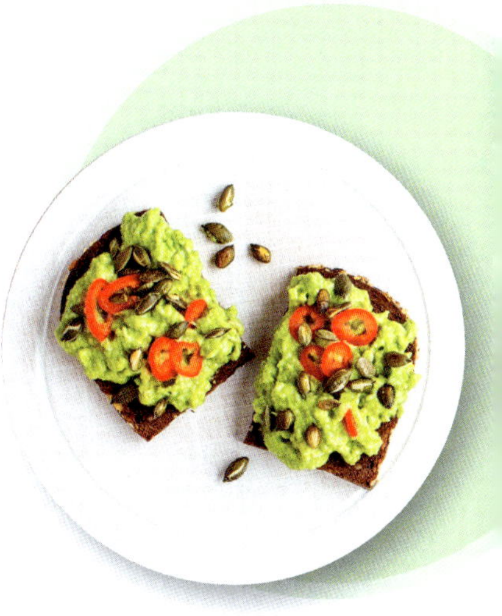

1. Die Avocado in einer Schüssel mit Zitronensaft und Öl grob zerdrücken.

2. Mit Salz und schwarzem Pfeffer würzen, auf dem Roggenbrot anrichten.
3. Vor dem Servieren mit den gerösteten Kernen bestreuen.

Dunkles Roggenbrot mit Ei und Spinat

240 kcal. | Für 1 Person

2 Eier
1 TL Butter oder Olivenöl
2 Handvoll Blattspinat
1 Schnitte Roggenbrot, getoastet

1. Die Eier in 4 Minuten in kochendem Wasser pochieren oder als Rührei zubereiten.
2. Inzwischen Butter oder Öl in einer beschichteten Pfanne auf mittlerer Stufe erhitzen. Den Spinat darin kurz braten, bis er zusammenfällt, dann auf dem Toast anrichten.
3. Die Eier daraufsetzen. Nach Geschmack mit etwas Salz und reichlich frisch gemahlenem schwarzem Pfeffer würzen.

TIPP: Mit wenigen Tropfen Tabasco-Sauce oder einer Prise Cayennepfeffer wird es noch aromatischer.

Würziges Kurkuma-Pilz-Omelett

210 kcal. | Für 1 Person

Genießen Sie dieses leicht würzige, supergesunde Omelett zu Frühstück, Mittag- oder Abendessen.

1 TL Kokosöl oder Butter
2 braune Champignons, feinwürfelig geschnitten
1 Frühlingszwiebel, feinwürfelig geschnitten
½ TL gemahlene Kurkuma
¼ TL Chiliflocken, oder nach Geschmack
2 große Eier, verschlagen
Kleine Handvoll frisch gehackte Korianderblätter

1. Öl oder Butter in einer kleinen Bratpfanne auf mittlerer Stufe erhitzen, Pilze und Frühlingszwiebeln darin 3–4 Minuten braten.
2. Kurkuma und Chili unterrühren, dann nach etwa einer Minute die Eier eingießen und würzen.
3. Die Eier kurz durchrühren. Einige Minuten vorsichtig braten, bis sie zu stocken beginnen, an der Oberfläche aber noch weich und flüssig sind.
4. Den Koriander darüberstreuen, Omelett zusammenklappen und auf einen Teller gleiten lassen.

TIPP: Michael mag sein Omelett mit 1 EL fermentiertem Kohl (siehe Seite 245). Die Mutigeren unter Ihnen könnten es mit ½ EL Kimchi probieren – exotisches Aroma *en masse*.

ETWAS GEHALTVOLLER: Reichen Sie dazu einen halben Teller gedämpftes grünes Gemüse oder buntes Blattgemüse (kein Kalorienzählen erforderlich) oder einige Salatblätter (mit Dressing, etwa Olivenöl-Apfelessig-Dressing, siehe Seite 249, Kalorien berechnen).

Schinken oder Halloumi mit rotem Krautsalat

200 kcal. | Für 2 Personen

Dieser vielseitige, knackige Krautsalat passt gut zu Aufschnitt und Käse. Im Vorhinein zubereitet ergibt er ein unkompliziertes Mittagessen voller Eiweiß, Ballaststoffe und gesunder Fette.

Für den Krautsalat:

¼ kleiner Rotkohl, fein geschnitten (siehe Tipps) (175 g)
¼ kleiner Weißkohl, fein geschnitten (175 g)
1 Frühlingszwiebel, fein geschnitten
120 g gekochter Schinken (oder 50 g Halloumi, siehe Tipps)

Für das Dressing:

2 EL vollfetter griechischer Joghurt
1 TL Dijonsenf
1 EL extra-natives Olivenöl

1. Die Zutaten für das Dressing würzen und verschlagen.
2. Den geschnittenen Kohl mit den Frühlingszwiebeln mischen.
3. Das Joghurt-Dressing zugeben und gut unterrühren.
4. Den Salat mit Schinken oder Halloumi anrichten.

TIPPS: Halloumi in Scheiben schneiden und in wenig Olivenöl in einer beschichteten Bratpfanne von beiden Seiten goldbraun braten. Die zweite Portion Krautsalat hält sich ein oder zwei Tage. Wenn Sie nur roten oder weißen Kohl zur Verfügung haben, nehmen Sie einfach die doppelte Menge davon.

ETWAS GEHALTVOLLER: Servieren Sie den Krautsalat auf grünen und bunten Salatblättern und frischen Kräutern (kein Kalorienzählen erforderlich). Vegetarier erhöhen den Eiweißgehalt durch 2 EL Nährhefe und einen zusätzlichen Löffel Joghurt im Dressing.

NICHT-FASTENTAGE: Fügen Sie eine zusätzliche Scheibe Schinken hinzu. Gute Extras sind auch gegarte Puy-Linsen (125 g pro Person) oder 2–3 gehäufte Esslöffel gegarter Naturreis oder gegarte Quinoa.

Hähnchen-Kebabs mit Zitrone und Thymian

220 kcal. | Für 2 Personen

Hähnchenoberkeulen sind nicht nur nährstoffreicher als Hähnchenbrust, sie sind auch saftiger und schmackhafter. Kebabs sind gut für unterwegs – packen Sie sie in Ihre Lunchbox, dazu einen großen Salat und ein kleines Glas Dressing.

4 kleine Hähnchenoberkeulen ohne Haut und Knochen(etwa 250 g), würfelig geschnitten
Saft und Schale einer halben unbehandelten Zitrone
½ TL getrockneter Thymian
1 Knoblauchzehe, zerdrückt
1 EL Olivenöl
1 mittelgroße Zwiebel, geachtelt

1. Das Hähnchenfleisch in einer Schüssel mit Zitrone, Thymian, Knoblauch, Öl, Salz und frisch gemahlenem schwarzem Pfeffer mischen. Wenn möglich 2 Stunden durchziehen lassen.
2. Grill auf höchster Stufe vorheizen. Hähnchenwürfel und Zwiebelstücke auf 4 Spieße stecken.
3. Die Spieße etwa 15 Minuten unter häufigem Wenden grillen, bis das Hähnchenfleisch durchgegart und goldbraun ist.

TIPP: Holzspieße unbedingt vorher für 10 Minuten in Wasser legen, damit sie nicht verbrennen.

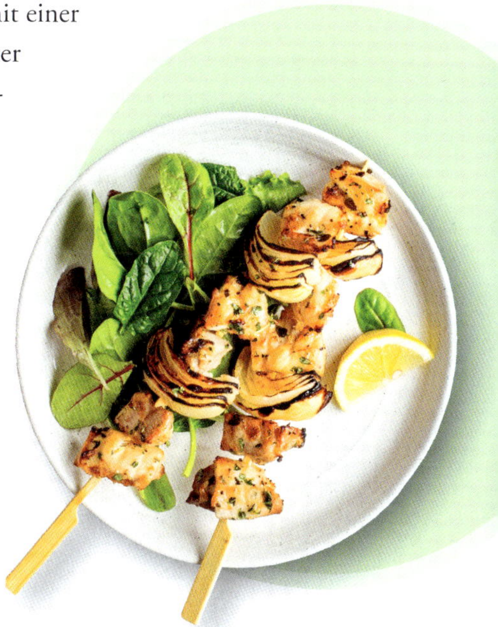

ETWAS GEHALTVOLLER:

Servieren Sie die Kebabs mit einer Handvoll grüner und bunter Salatblätter (kein Kalorienzählen erforderlich). Wählen Sie ein Dressing, etwa das Olivenöl-Apfelessig-Dressing auf Seite 249 (zusätzlich 100 kcal.).

NICHT-FASTENTAGE:

Verdoppeln Sie die Portion und fügen Sie 2–3 EL gegarten Naturreis hinzu.

Hackfleisch-Erbsen-Pfanne mit Nudeln

320 kcal. | Für 2 Personen

Schnell und wohltuend – würzig, sättigend und voller Aromen.

200 g Schweinehackfleisch
1½ EL Sojasauce
1 TL Maismehl
300 ml Hühner- oder Gemüsebrühe
(½ Brühwürfel)
100 g Konjaknudeln, abgespült
(oder Sobanudeln, siehe Tipps)
1½ EL Kokos- oder Rapsöl
2 cm Ingwer, geschält und feinwürfelig geschnitten
1 Zwiebel, gehackt
200 g Zuckererbsen
(oder feine grüne Bohnen)

1. Schweinehack mit ½ EL Sojasauce, frisch gemahlenem schwarzem Pfeffer und Maismehl in eine Schüssel (keine Metallschüssel!) geben. Gut mischen und nach Möglichkeit 30 Minuten durchziehen lassen.
2. Die restliche Sojasauce zur Brühe geben.
3. Die Nudeln nach Packungsangaben garen, abseihen und mit kaltem Wasser abschrecken.
4. Einen Wok auf hoher Stufe erhitzen, bis er raucht, dann erst das Öl eingießen. Das Hackfleisch etwa 3–4 Minuten braten, bis es leicht gebräunt ist.

5. Den Herd auf mittlere Stufe zurückschalten, Ingwer und Zwiebel zugeben. Noch einige Minuten braten, dann die Zuckererbsen zufügen. Nach einer weiteren Minute Brühe und Nudeln zugeben, Mischung zum Kochen bringen und 1 Minute unter häufigem Rühren köcheln lassen.

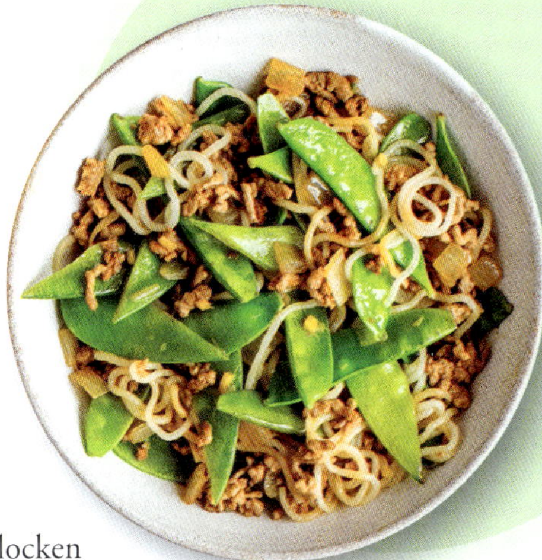

TIPPS: mit ½-1 TL Chiliflocken bestreuen, wenn Sie gerne scharf essen. Sie können das Schweinefleisch auch einfach durch Quorn ersetzen. Konjaknudeln werden aus Konjakmehl, einem komplexen pflanzlichen Kohlenhydrat, hergestellt, das viele darmfreundliche Ballaststoffe enthält und kaum Stärke freisetzt (erhältlich in großen Supermärkten, Bioläden, Reformhaus, online sowie in Asialäden). Bei Verwendung von Sobanudeln diese al dente garen und vor der Verwendung mit kaltem Wasser abschrecken (zusätzlich 176 kcal.).

NICHT-FASTENTAGE: Nehmen Sie eine mittelgroße Portion Vollkornnudeln oder Sobanudeln, fügen Sie 1 TL Sesamöl und in Schritt 5 ein wenig geschnittenes, knackiges Gemüse hinzu.

Instant-Misosuppe mit Pilzen und Grüngemüse

23 kcal. | Für 1 Person

Eine einfache Misosuppe, die sehr kalorienarm, aber überraschend sättigend ist. Nehmen Sie die Zutaten in einem Behälter mit zur Arbeit und gießen Sie einfach kochendes Wasser dazu.

1 Päckchen Misosuppe
1 mittelgroßer Champignon, feinblättrig geschnitten
Kleine Handvoll junger Spinat
(oder gegartes Grüngemüse), geraffelt
Frische Petersilie oder Korianderblätter (optional)

1. Misosuppenpulver in eine geeignete Schale oder Tasse gießen.
2. 250 ml kochendes Wasser zugießen, umrühren, dann Pilze und Grüngemüse zufügen. Etwa 3–5 Minuten ziehen lassen, damit die Pilze weich werden.

ETWAS GEHALTVOLLER: 1 EL erwärmtes gegartes Hähnchenfleisch (würfelig geschnitten), einige Garnelen oder etwas Tofu zufügen (siehe »Extras« auf Seite 248–249 für weitere Möglichkeiten).

Schnelle Erbsen-Spinat-Suppe

130 kcal. | Für 2 Personen

Diese grüne, sättigende Suppe erhält Ihre Lebensgeister.

200 g Tiefkühlerbsen
100 g Tiefkühlspinat
1 Knoblauchzehe, gehackt
½ Hühner- oder Gemüsebrühwürfel
2 EL vollfetter griechischer Joghurt

1. Alle Zutaten bis auf den Joghurt in einem mittelgroßen Topf auf mittlerer Stufe erhitzen. 500 ml Wasser zugießen und zum Kochen bringen.
2. Großzügig mit frisch gemahlenem schwarzem Pfeffer würzen. Die Suppe etwa 5 Minuten köcheln lassen. Vom Herd nehmen und mit dem Stabmixer oder in der Küchenmaschine pürieren.
3. Die Suppe auf 2 Schalen verteilen und mit jeweils einem Esslöffel Joghurt garnieren.

ETWAS GEHALTVOLLER: Geben Sie einen weiteren Esslöffel Joghurt in jede Schale (37 kcal.) oder träufeln Sie ½ EL Olivenöl darüber (49 kcal.).

NICHT-FASTENTAGE: zusätzlich Joghurt oder Olivenöl, wie oben beschrieben. Reichen Sie dazu eine Schnitte Vollkorn- oder Sauerteigbrot.

Wurzelgemüse-Suppe mit Kurkuma

170 kcal. | Für 4 Personen

Für diese wohltuende Suppe wird das Wurzelgemüse ungeschält gegart, damit alle wichtigen Nährstoffe erhalten bleiben. Kurkuma ist bekannt für seine antientzündliche Wirkung, die von schwarzem Pfeffer verstärkt wird, und macht die Suppe extragesund.

3 EL Olivenöl
1 Zwiebel, geschält und würfelig geschnitten
1 TL gemahlener Kreuzkümmel
2 TL gemahlene Kurkuma
400 g Knollensellerie, gründlich gewaschen und gehackt
325 g Pastinaken, gründlich gewaschen und gehackt
1,2 l Gemüse- oder Hühnerbrühe

1. Öl in einem großen Topf erhitzen, die Zwiebeln darin weichdünsten. Gewürze zufügen und nach etwa 1 Minute das Gemüse einrühren.
2. Brühe angießen und zum Kochen bringen. Deckel auflegen und die Suppe etwa 20 Minuten köcheln lassen, bis das Gemüse weich ist.
3. Den Topf vom Herd nehmen und mit dem Stabmixer glatt pürieren.
4. Nach Geschmack mit Salz und frisch gemahlenem Pfeffer würzen.

TIPP: zusätzlich mit einer Handvoll gehackter Petersilie oder Korianderblättern oder einer Prise Chiliflocken bestreuen.

Linsen-Kokos-Suppe

280 kcal. | Für 4 Personen
Eine aromatische Suppe voller Ballaststoffe und Protein.

3 TL Koriandersamen, leicht zerdrückt
2 TL Kreuzkümmelsamen
1 EL Olivenöl
2 Lauchstangen, geputzt und fein geschnitten
3 Knoblauchzehen, zerdrückt
140 g rote Linsen
400 ml leichte Kokosmilch
Saft einer halben Limette
600 ml Gemüsebrühe
2 EL Mandelblättchen, geröstet

1. Koriander- und Kreuzkümmelsamen in einem großen Topf auf niedriger Stufe 2–3 Minuten rösten, bis sie zu duften beginnen. Aus dem Topf nehmen.
2. Das Öl in demselben Topf erhitzen und Lauch und Knoblauch darin mit reichlich frisch gemahlenem schwarzem Pfeffer 4–5 Minuten dünsten.
3. Die gerösteten Samen und die Linsen zugeben, etwa 1 Minute braten, dann Kokosmilch, Limettensaft und

Brühe angießen. Mit einer Prise Salz würzen und zum Kochen bringen. Herd zurückschalten und die Suppe etwa 25 Minuten köcheln lassen, bis die Linsen weich sind.

4. Die Suppe in vorgewärmten Schalen anrichten, mit den gerösteten Mandelblättchen bestreuen.

NICHT-FASTENTAGE: Reichen Sie dazu ein kleines Stück Vollkorn-Pitabrot.

Darmfreundliche Hühnerbrühe

Ergibt ungefähr 2 Liter

Dieses beliebte Gericht aus dem Rezeptbuch zu »Clever essen für den Darm« enthält sehr wenig Kalorien und erhält dennoch Ihre Lebensgeister an einem 800-Kalorien-Tag. Durch das langsame Garen werden die Mineral- und Nährstoffe aus den Knochen freigesetzt.

3 EL Olivenöl
4 Selleriestangen, grob gehackt
2 kleine Zwiebeln, geschält und gehackt
2 Lauchstangen, geputzt
1 große Knoblauchzehe, halbiert
2 Möhren, gehackt
Etwa 1 kg Hähnchenflügel und/oder Hühnerknochen vom Freilandhuhn
1 EL Apfelessig

2 Lorbeerblätter
1 Bouquet garni
Handvoll Petersilienstiele
6–8 schwarze Pfefferkörner

1. Das Öl in einem großen Topf erhitzen, Sellerie, Zwiebeln und Lauch darin 5–7 Minuten dünsten.
2. Knoblauch, Möhren, Hähnchen, Apfelessig, Lorbeerblätter und Bouquet garni zugeben.
3. 2 Liter Wasser angießen und zum Kochen bringen. Deckel auflegen und 3–4 Stunden schwach köcheln lassen, im Idealfall 5–6 Stunden, damit die Knochen alle Nährstoffe abgeben. Ab und zu Flüssigkeitsmenge prüfen und gegebenenfalls Wasser nachgießen, dabei abschäumen.
4. Die Brühe durch ein Sieb in eine Schüssel gießen, 15 Minuten abtropfen lassen. Eine dickere, schmackhaftere Brühe erhalten Sie, wenn Sie das weiche Gemüse mit einem Löffel durch das Sieb streichen.
5. Die Brühe sofort verwenden oder abkühlen lassen und in Behältern bis zu 5 Tage im Kühlschrank aufbewahren oder einfrieren.

Knoblauch-Garnelen mit Zucchinetti und Spaghetti

290 kcal. | Für 2 Personen

Zucchinetti werden hier perfekt mit Spaghetti kombiniert, um dieses Gericht etwas ergiebiger zu machen, ohne die Kalorienzahl stark zu erhöhen.

50 g Vollkornspaghetti
2 EL Olivenöl
1 kleine Knoblauchzehe, zerdrückt
200 g große rohe Tiefkühlgarnelen, aufgetaut
2 mittelgroße Zucchini, in Spiralen oder sehr dünne Streifen geschnitten (etwa 300 g)
½ kleine Zitrone
Großzügige Handvoll frische Petersilie oder Korianderblätter, gehackt

1. Die Spaghetti nach Packungsanweisungen al dente garen. Abseihen, Kochflüssigkeit aufbehalten.
2. Inzwischen das Öl in einer mittelgroßen Bratpfanne auf mittlerer Stufe erhitzen. Den Knoblauch darin etwa 30 Sekunden anschwitzen, Garnelen einrühren und etwa 3 Minuten braten, dann die Zucchinetti zugeben.
3. Etwa 2–3 Minuten unter Rühren braten.
   Sobald die Zucchinetti weich werden, die Spaghetti, einen großzügigen Spritzer Zitronensaft und 1–2 EL Kochwasser

(oder heißes Wasser) zufügen, damit die Mischung nicht zu fest wird. Zum Kochen bringen und dann sofort vom Herd nehmen.

4. Mit Salz und reichlich frisch gemahlenem schwarzem Pfeffer würzen. Die gehackte Petersilie unterrühren und in zwei tiefen Tellern anrichten.

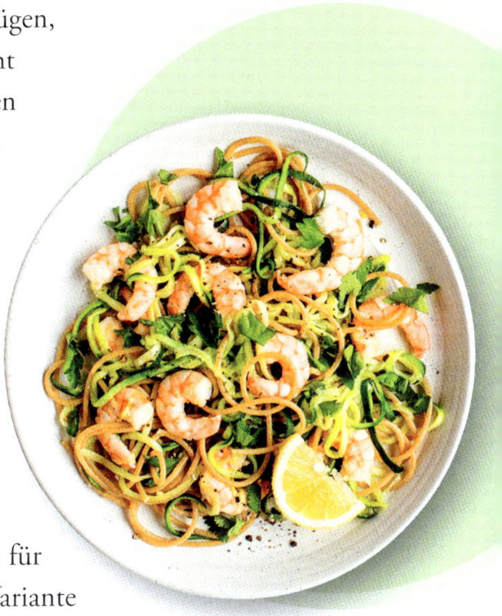

KALORIENREDUZIERT: für eine kalorienreduzierte Variante die Spaghetti weglassen und größere Zucchini verwenden (pro Person um etwa 100 Kalorien weniger).

NICHT-FASTENTAGE: Verdoppeln Sie die Portion und reichen Sie dazu eine große Handvoll Salatblätter mit Dressing, etwa Senf-Limetten-Dressing mit Minze von Seite 207.

Gebratene Sardinen in Paprikaschoten

220 kcal. | Für 2 Personen

Sardinen aus der Dose sind zwar äußerst gesund, aber nicht jedermanns Sache. Hier ist eine besonders köstliche Zubereitungsart – die roten und gelben Paprikaschoten bilden eine süße, saftige Hülle für den salzigen Fisch.

2 Paprikaschoten (rote oder gelbe), halbiert und geputzt
95 g Sardinen in Olivenöl
6 Kirschtomaten, halbiert
1 EL Kapern
2 Knoblauchzehen, blättrig geschnitten
1 EL extra-natives Olivenöl
2 Schnitten Vollkorn-Sauerteigbrot, getoastet (optional, zusätzlich 144 kcal.)

1. Backofen auf 180 °C/160 °C Heißluft/Gas Stufe 4 vorheizen.
2. Die halbierten Paprikaschoten in eine kleine Auflaufform setzen und die Sardinen darauf verteilen. Mit dem Öl aus der Dose beträufeln.
3. Kirschtomaten, Kapern, Knoblauch und Gewürze darüberstreuen.
4. Etwa 15–20 Minuten im Backofen garen, bis die Paprikaschoten an den Rändern bräunen.
5. Jeweils zwei Paprikahälften auf ein Stück Toast setzen (gegebenenfalls).

TIPP: Sardinendosen enthalten unterschiedlich viel Olivenöl. Sie brauchen zum Beträufeln der Paprikaschoten insgesamt etwa 2 EL Öl.

Avocado-Kichererbsen-Salat mit Minze

350 kcal. | Für 4 Personen

Kichererbsen liefern wertvolle komplexe Kohlenhydrate (sowie Eiweiß) und langsam freigesetzte Energie, die den Blutzuckerspiegel nicht belastet.

Für den Salat:

2 Avocados, geschält, entsteint und in Scheiben geschnitten
400 g Kichererbsen aus der Dose, abgetropft, 3 EL Flüssigkeit aufbehalten
½ rote Zwiebel, fein geschnitten
4 Pak Choi, geputzt und gehackt
16 Kirschtomaten, halbiert
8 Paranüsse, gehackt

Für das Senf-Limetten-Dressing mit Minze:

Abgeriebene Schale einer unbehandelten Limette und Saft zweier Limetten

4 EL extra-natives Olivenöl
1 TL Dijonsenf
2 EL Minze, fein gehackt

1. Für das Dressing die aufbewahrte Kichererbsen-Flüssigkeit, Limettenschale und -saft, Olivenöl, Senf und gehackte Minze verschlagen. Kräftig abschmecken.
2. Alle Salatzutaten bis auf die Nüsse in eine große Schüssel geben, mit dem Dressing übergießen und gut mischen.
3. Mit den gehackten Paranüssen bestreuen und servieren.

NICHT-FASTENTAGE: Portionen verdoppeln.

Miso-Auberginen-»Steaks« mit gerösteten Möhren und Cashewkernen

315 kcal. | Für 2 Personen

Lassen Sie sich nicht dazu hinreißen, für dieses Rezept weniger Olivenöl zu verwenden – dieses wunderbare, gesunde Fett verleiht dem Gericht seinen edlen Geschmack und seine samtige Konsistenz und sättigt außerdem anhaltend.

200 g gelbe und orangefarbene Möhren, in Juliennes geschnitten
3 EL Olivenöl
30 g Cashewkerne
1 Aubergine, geputzt und in 1-cm-dicke Scheiben,

»Steaks«, geschnitten
2 TL Miso-Paste
Saft einer halben Limette
100 g junger Spinat

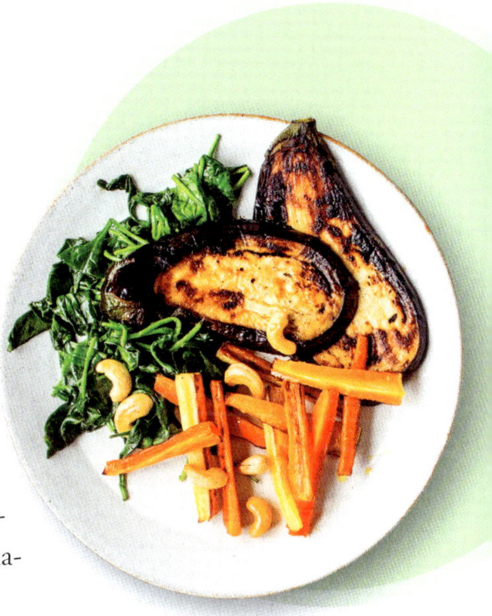

1. Backofen auf 200 °C/180 °C Heißluft/Gas Stufe 6 vorheizen. Die Möhren in eine Auflaufform geben und mit 1 EL Olivenöl beträufeln. Etwa 15–20 Minuten im Backofen rösten, bis sie goldbraun werden. Für die letzten 5 Minuten die Cashewkerne dazugeben.
2. Inzwischen die Auberginen-Scheiben auf beiden Seiten mit Misopaste bestreichen. Das restliche Olivenöl in einer großen beschichteten Pfanne auf mittlerer Stufe erhitzen und die Auberginen darin vorsichtig von beiden Seiten braten.
3. In den letzten Minuten der Garzeit den Limettensaft über die Auberginen träufeln. Dann den Spinat in die Pfanne geben und zusammenfallen lassen (in etwa 1–2 Minuten).
4. Schließlich die gerösteten Möhren zugeben, mit Salz und schwarzem Pfeffer würzen.

TIPP: Diese Melanzani-»Steaks« mit ihrem besonderen »Umami«-Aroma passen zu Salaten oder jeder beliebigen Mischung von gegartem Gemüse (jeweils 32 Kalorien).

ETWAS GEHALTVOLLER: Reichen Sie dazu grünen oder bunten Blattsalat (ohne Dressing Kalorien vernachlässigbar).

NICHT-FASTENTAGE: zusätzlich »Steaks« von einer weiteren Melanzani. Reichen Sie dazu gekochte Erbsen und fügen Sie einen Klecks Butter oder ein wenig Olivenöl hinzu. Sie könnten 3 gehäufte Esslöffel gegartes Vollkorngetreide, etwa Naturreis oder auch Hülsenfrüchte, zum Beispiel Puy-Linsen, dazugeben.

Makrelensalat mit roten Beten und roten Zwiebeln

349 kcal. | Für 4 Personen

Holen Sie sich Ihre Dosis Omega-3 von diesem Star unter den fetten Fischen. Mit bereits gegarten Filets ist das noch viel einfacher.

500 g rote Bete, geputzt, geschält und in Keile geschnitten
2 EL Olivenöl
1 TL Kreuzkümmelsamen
2 rote Zwiebeln, in Keile geschnitten
2 Knoblauchzehen, fein gehackt

3 geräucherte Makrelenfilets, ohne Haut, in Stücke gerissen (etwa 250 g)
1 EL Kapern, grob gehackt (optional)
1 EL Apfelessig
3–4 Zweige frischer Dill oder Minze, gehackt
Handvoll frisch gehackte Petersilie
150 g Rucola (oder Mischung aus Rucola und Brunnenkresse)

1. Backofen auf 200 °C/180 °C Heißluft/Gas Stufe 6 vorheizen.
2. Die Beten in einer Auflaufform mit 1 EL Olivenöl beträufeln und mit dem Kreuzkümmel bestreuen. Mit Alufolie abdecken und 45 Minuten im Backofen garen. Dann die Folie abnehmen und Zwiebeln und Knoblauch zufügen. Mischen und ohne Folie weitere 15–20 Minuten garen, bis das Gemüse weich ist.
3. Aus dem Ofen nehmen und das Gemüse zusammen mit den übrigen Zutaten in eine große Schüssel geben. Vor dem Servieren vorsichtig mischen.

ETWAS GEHALTVOLLER: Fügen Sie 2 EL grob gehackte, geröstete Walnüsse (80 kcal.) hinzu.

NICHT-FASTENTAGE: zusätzlich 2–3 gehäufte EL gegarter Naturreis oder Bulgur.

Linsensalat mit Granatapfel und Feta

395 kcal. | Für 2 Personen

Dieser bunte und aromatische Salat bringt Sie gut durch den Tag.

Für den Salat:

250 g gegarte Puy-Linsen
2 EL Granatapfelkerne
½ Gurke, halbiert, entkernt und würfelig geschnitten
100 g Feta, feinwürfelig geschnitten
1 Knoblauchzehe, feinwürfelig geschnitten
6–8 frische Minzeblätter, zerrissen

Für das Dressing:

2 EL extra-natives Olivenöl
Saft einer halben Zitrone
1 TL körniger Senf

1. Die Zutaten für das Dressing mit etwas Salz und schwarzem Pfeffer verschlagen.
2. Linsen, Granatapfelkerne und Gurke in eine große Schüssel geben, den Feta darüberstreuen.
3. Knoblauch und Minzeblätter unterrühren.
4. Den Linsensalat mit dem Dressing übergießen und gut durchrühren.

ETWAS GEHALTVOLLER: mit 1 EL gerösteten Mandelblättchen oder gerösteten Haselnüssen bestreuen (zusätzlich etwa 100 kcal.). Reichen Sie dazu eventuell eine Portion Aufschnitt oder Räucherfisch (siehe Extras auf Seite 248–249).

Pasta-Pesto-Salat zum Mitnehmen

495 kcal. | Für 1 Person

Das ist die perfekte Lösung für einen frischen, gesunden hausgemachten Salat in der Mittagspause. Sie brauchen dafür nur einen Behälter mit gut schließendem Deckel.

1½ EL Pesto
2 EL Vollkornnudeln, gegart und abgekühlt (glutenfreie Alternativen sind Erbsen- oder Linsennudeln)
50 g Fenchel, fein geschnitten
75 g Kirschtomaten, halbiert
40 g Fetakäse, würfelig geschnitten
Kleine Handvoll Rucola oder junger Spinat
1 EL Kürbiskerne, geröstet

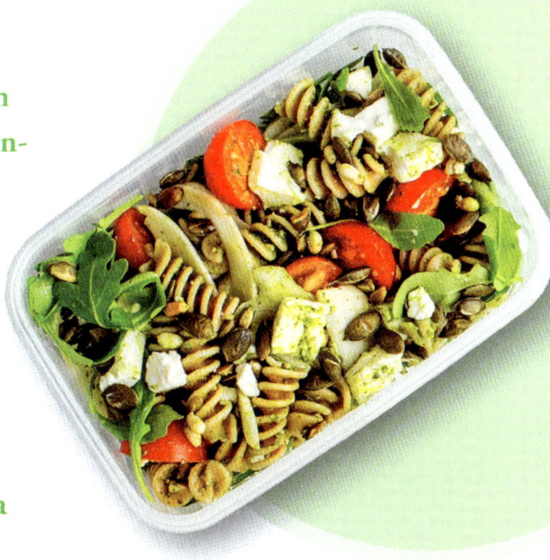

1. Pesto und gegarte Nudeln in eine Lunchbox geben und gut mischen.
2. Fenchel und Tomaten zufügen.
3. Feta, dann Rucola oder Spinat und Kürbiskerne unterrühren. Die Lunchbox verschließen und bis zur Verwendung im Kühlschrank aufbewahren (bis zu 24 Stunden).

TIPP: Wenn Sie anstelle der Lunchbox ein Glas verwenden, sollte es eine große Öffnung haben. Dann kann man es leichter füllen und auch leichter daraus essen, wenn man keinen Teller hat.

ETWAS GEHALTVOLLER: Weitere schmackhafte Zutaten finden Sie unter Extras auf Seite 248–249.

Graupensalat mit Kürbiskernen

340 kcal. | Für 2 Personen

Graupen sind schmackhaftes Vollkorngetreide mit angenehmer Konsistenz und leicht nussigem Aroma. Sie nehmen Saucen und Dressing gut auf. Und Ihr Mikrobiom wird es Ihnen danken!

Für das Dressing:

1 EL vollfetter griechischer Joghurt
1 EL Olivenöl
Saft einer unbehandelten Zitrone, Schale einer halben
1 kleine Knoblauchzehe, zerdrückt
½ EL frischer Dill oder Minze, gehackt

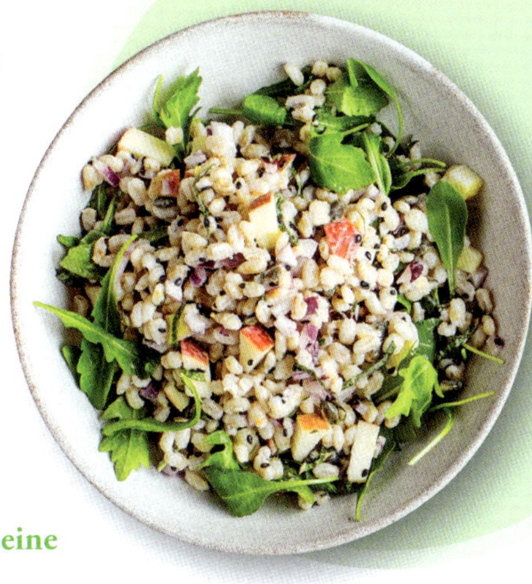

Für den Salat:

100 g Graupen (oder Perldinkel)
½ kleine rote Zwiebel (oder eine Handvoll Schnittlauch)
1 EL geröstete Kürbiskerne
1 TL Schwarzkümmel- oder schwarze Sesamsamen
½ kleiner Apfel, geputzt und feinwürfelig geschnitten

1. Die Zutaten für das Dressing in der Salatschüssel mit etwas Salz und schwarzem Pfeffer verrühren.
2. Die Graupen nach Packungsanleitung in reichlich Wasser garen (meist etwa 40 Minuten).
3. Wenn die Graupen al dente sind, abseihen und kurz mit kaltem Wasser abschrecken. Mit Dressing, Zwiebeln, Kürbiskernen, Schwarzkümmelsamen und Apfel verrühren.

NICHT-FASTENTAGE: zusätzliches Protein (siehe Seite 248) und eine doppelte Portion Salat.

Schnelle chinesische Lachspfanne

360 kcal. | Für 2 Personen

Hier heißt es wirklich nur Wok erhitzen, Zutaten hineingeben, rührbraten und fertig.

1 EL Kokos- oder Rapsöl
1 cm Ingwer, geschält und fein gehackt oder gerieben
250 g küchenfertiges chinesisches Wokgemüse
2 Sweet-Chili-Lachsfilets (gegart), zerrissen (etwa 180 g), siehe Tipp
1 EL dunkle Sojasauce
½ EL Mirin (oder chinesischer Wein oder Sherry)

1. Einen Wok auf hoher Stufe erhitzen, bis er raucht. Das Öl und unmittelbar darauf Ingwer, Gemüse und eine großzü-

gige Prise frisch gemahlenen schwarzen Pfeffer hineingeben.

2. Einige Minuten unter kräftigem Rühren braten, dann den Lachs zufügen.
3. Den Herd zurückschalten und 1 EL Wasser, Sojasauce und Mirin einrühren. Noch einige Minuten weiterrühren, bis das Gemüse gar, aber noch knackig und der Lachs erwärmt ist.
4. Pfanne vom Herd nehmen und servieren.

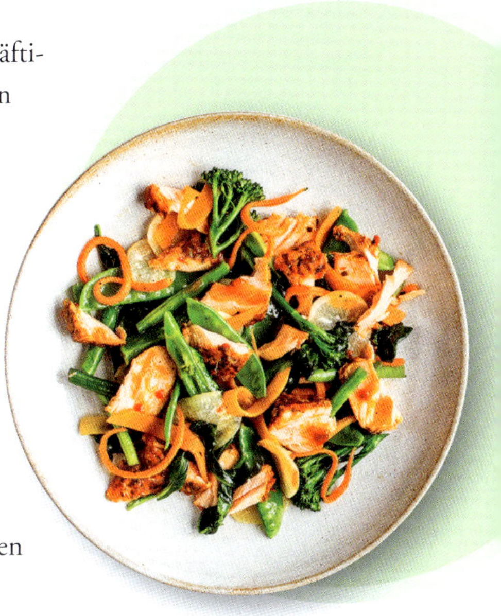

TIPP: Sie können anstelle von Sweet-Chili-Lachsfilets auch einfach gegarte Lachsfilets nehmen, die Sie vor dem Braten mit Chiliflocken bestreuen. Für noch mehr Aroma sorgt eine Handvoll gehackte Korianderblätter und ½ TL Chiliflocken.

NICHT-FASTENTAGE: Nehmen Sie doppelt so viel Lachs, fügen Sie eine mittelgroße Portion Vollkorn- oder Sobanudeln hinzu und streuen Sie 1 EL geröstete Sesamsamen und eine Handvoll Cashewkerne darüber.

HAUPTMAHLZEITEN

Diese Gerichte sind im Allgemeinen etwas ergiebiger und erfordern vielleicht auch etwas mehr Zubereitungszeit als die leichten Mahlzeiten. Sie entscheiden selbst, ob Sie die Hauptmahlzeit zu Mittag oder abends einnehmen. Generell gilt, je früher Sie Ihre Hauptmahlzeit essen, desto besser ist es für Ihr Gewicht und Ihren Stoffwechsel.

Spanisches Melanzani-Gericht mit Chorizo

390 kcal. | Für 2 Personen

Ein üppiger und nahrhafter Eintopf voller mediterraner Aromen.

3 EL Olivenöl
1 Zwiebel, würfelig geschnitten
120 g braune Champignons, blättrig geschnitten
1 Aubergine, würfelig geschnitten
1 TL Kräuter der Provence
100 g Chorizo, würfelig geschnitten
2 Knoblauchzehen, blättrig geschnitten
400 g Tomatenstücke aus der Dose

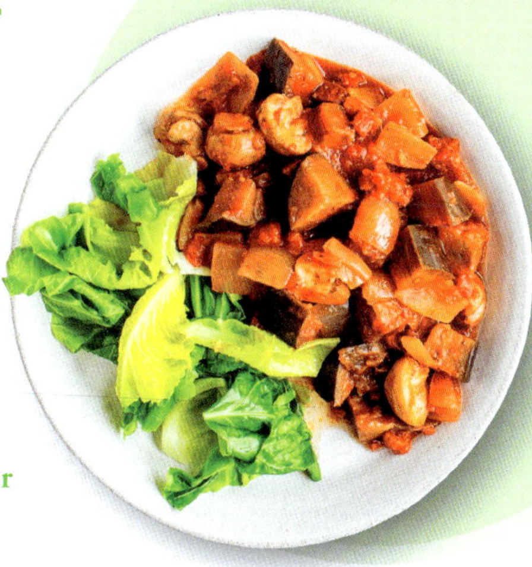

1. In einer Kasserolle oder einem Topf die Zwiebeln in dem Öl auf mittlerer Stufe anschwitzen, etwa 4–5 Minuten lang, dann Pilze, Aubergine, Kräuter und Chorizo zugeben.
2. Alles zusammen etwa 5 Minuten braten, bis es leicht gebräunt ist. Dabei häufig umrühren und den Knoblauch in der letzten Minute mitbraten.

3. Die Tomaten und 1/8 l Wasser zugeben (damit die Masse nicht zu dick wird) und etwa 40 Minuten unter gelegentlichem Rühren schwach köcheln lassen.
4. Mit gedämpftem Grüngemüse servieren.

NICHT-FASTENTAGE: Die Mengen verdoppeln, 2–3 gehäufte Esslöffel gegarten Naturreis oder Quinoa hinzufügen oder mit den Tomaten auch 2 Handvoll Butternusskürbis, würfelig geschnitten, unterrühren.

Balsamico-Schweinesteaks mit Knoblauch-Bohnenpüree

470 kcal. | Für 2 Personen
Ein saftiges Schweinesteak und eine Beilage mit besonderer Note.

Für das Püree (230 kcal.):

2 EL Olivenöl
1 kleine Zwiebel, würfelig geschnitten
2 Knoblauchzehen, würfelig geschnitten
400-g-Dose weiße Bohnen (Cannellini), Flüssigkeit aufbehalten
2–3 cm Rosmarinzweig, nur die Blätter fein gehackt

Für das Steak (240 kcal.):

½ EL Olivenöl
2 Schweinesteaks à 175 g
1 EL Balsamico-Essig

1. Für das Püree Olivenöl in einer Kasserolle erhitzen und die Zwiebeln darin glasig dünsten – in etwa 5 Minuten. Den Knoblauch eine Minute mitdünsten, dann die Bohnen samt Flüssigkeit zugeben und 10 Minuten unter gelegentlichem Rühren schwach kochen lassen.
2. Rosmarin, eine große Prise Meersalz und etwas frisch gemahlenen schwarzen Pfeffer zu den Bohnen geben und die Mischung gut zerstampfen.
3. Inzwischen eine beschichtete Bratpfanne auf mittlerer Stufe erhitzen, Olivenöl zugeben und die Schweinesteaks darin langsam braten, etwa 10–12 Minuten, dabei einmal wenden. Sie müssen beidseitig gebräunt und der Saft muss klar sein.
4. Die Steaks mit Balsamico-Essig beträufeln, mit dem Püree und einer großzügigen Portion »Grüngemüse kinderleicht« (siehe Seite 239) servieren.

NICHT-FASTENTAGE: Fügen Sie eine weitere Gemüsebeilage, etwa gebratenen Chicorée mit Senf und Walnüssen (siehe Seite 242) hinzu.

Steak mit Steinpilzen

240 kcal. | Für 2 Personen

Steaks liefern wertvolles Eiweiß und Eisen, Steinpilze sind reich an Ballaststoffen und sehr arm an Kalorien. Hier verleihen sie der Sauce ein leicht süßliches »Waldaroma«. Eine köstliche Kombination.

15 g getrocknete Steinpilze
1 EL Olivenöl
1 große rote Zwiebel, blättrig geschnitten
150 g braune Champignons, blättrig geschnitten
2 TL Maismehl
2 Sirloin-Steaks à 100 g (siehe Tipp)

1. Die Steinpilze in einer kleinen Schüssel mit kochendem Wasser bedecken und 10 Minuten ziehen lassen.
2. Das Olivenöl in einer Bratpfanne erhitzen, die Zwiebeln darin etwa 3 Minuten dünsten, dann die geschnittenen Champignons zugeben. Auf mittlerer Stufe etwa 4–5 Minuten braten.
3. Das Maismehl einrühren, dann die Steinpilze samt Einweichwasser zufügen. Unter häufigem Rühren eindicken lassen. Gegebenenfalls noch Wasser zugießen.
4. Inzwischen die Steaks nach Wunsch braten.
5. Die Pilzsauce über die Steaks gießen, als Beilage passt gedämpftes grünes Gemüse.

TIPP: Wir teilen uns meist eine 225-g-Packung Steak (machen Sie sich keine Gedanken über die paar Kalorien zusätzlich).

ETWAS GEHALTVOLLER: Reichen Sie dazu cremiges Blumenkohl-Bohnen-Püree (siehe Seite 244).

NICHT-FASTENTAGE: Eine wunderbare Bereicherung sind gekochte oder geröstete Möhren oder etwas Olivenöl zum gedämpften Gemüse.

Pfefferhähnchen aus dem Wok

460 kcal. | Für 2 Personen
Die perfekte leichte Mahlzeit für alle, die es eilig haben.

200 g Hähnchenoberkeulen ohne Haut und Knochen, würfelig geschnitten
2 EL Sojasauce
1 cm Ingwer, geschält und gerieben
2 TL Maismehl
½ TL chinesisches Fünfgewürzpulver
2 EL Kokos- oder kaltgepresstes Rapsöl
250 g küchenfertiges chinesisches Wokgemüse
50 g Cashewkerne, geröstet

1. Das geschnittene Hähnchenfleisch mit ½ EL Sojasauce, Ingwer, Maismehl, Fünfgewürzpulver und einer großzügi-

gen Menge frisch gemahlenem schwarzem Pfeffer in einer Schüssel (keine Metallschüssel!) mischen. 10 Minuten durchziehen lassen.
2. Die restlichen 1½ EL Sojasauce mit 100 ml heißem Wasser verrühren.
3. Einen Wok (oder eine große Bratpfanne) erhitzen, bis er raucht, dann Öl und Hähnchen hineingeben. 3–4 Minuten unter Rühren braten, bis das Fleisch gebräunt ist.
4. Herd auf mittlere Stufe zurückschalten und Gemüse, dann Wasser mit Sojasauce zugeben, weitere 2 Minuten garen. Zum Servieren mit den Cashewkernen bestreuen.

ETWAS GEHALTVOLLER: Mit Kokos-Blumenkohl-Reis (siehe Seite 232, zusätzlich 105 kcal.) oder Konjaknudeln (siehe Seite 196–197) servieren.

Würste mit Pilzen und Frühkohl

545 kcal. | Für 2 Personen

Wir lieben dieses Pfannengericht, für das wir Würste guter Qualität mit hohem Fleischanteil verwenden. Zugegeben, das Gericht hat viele Kalorien, aber ein Frühstück oder eine leichte Mahlzeit geht sich noch aus.

2 EL Olivenöl
4 Würste mit hohem Fleischanteil
1 Zwiebel, geschnitten

200 g Champignons, blättrig geschnitten
1 Knoblauchzehe, würfelig geschnitten
200 g Frühkohl, fein geschnitten
1 EL Apfelessig

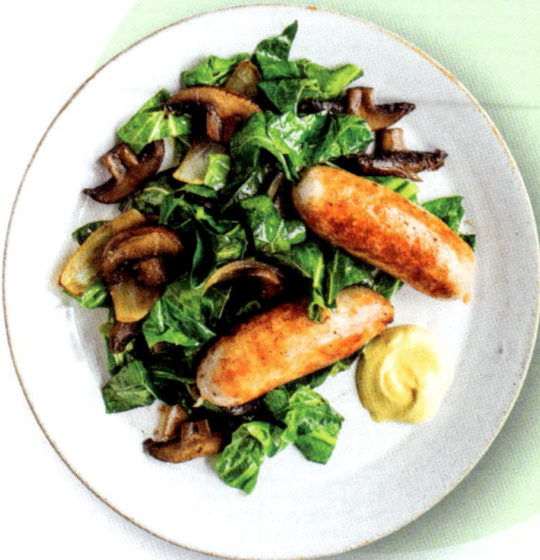

1. Die Würste in einer großen Bratpfanne auf mittlerer Stufe unter häufigem Wenden in dem Öl braten, bis sie gebräunt sind.
2. Zwiebeln und Pilze zufügen und 2–3 Minuten unter Rühren braten.
3. Nun Knoblauch, Frühkohl und Essig sowie 1–2 EL Wasser zufügen.
4. Deckel auflegen und 4–5 Minuten köcheln lassen, gelegentlich umrühren.
5. Abschmecken und mit etwas Senf servieren.

NICHT-FASTENTAGE: Fügen Sie 2–3 EL gegarte Puy-Linsen, Quinoa oder Graupen hinzu.

Hähnchen-Linsen-Curry

360 kcal. | Für 4 Personen

Ein unkompliziertes Curry, die Linsen halten Sie und Ihr Mikrobiom in Form.

2 EL Kokos- oder kaltgepresstes Rapsöl
1 große Zwiebel, würfelig geschnitten
1 EL Currypulver
2 cm Ingwer, geschält und feinwürfelig geschnitten
4 Hähnchenoberkeulen ohne Haut und Knochen, in mundgerechte Stücke geschnitten
100 g getrocknete grüne Linsen
400 ml Kokosmilch
Saft zweier Limetten
1 rote oder grüne Paprikaschote, geputzt und geschnitten

1. Das Öl in einer mittelgroßen Kasserolle erhitzen und die Zwiebel darin 4–5 Minuten dünsten.
2. Currypulver und Ingwer 1–2 Minuten mitdünsten, dann das Hähnchen zufügen. 2–3 Minuten unter Rühren braten, nun Linsen, Kokosmilch und Limettensaft einrühren.
3. Zum Kochen bringen, Herd zurückschalten, Deckel auflegen und das Curry etwa 10 Minuten schwach kochen lassen. Gelegentlich umrühren und eventuell etwas Wasser zugießen.
4. Paprikaschote unterrühren und mit aufgelegtem Deckel weitere 20 Minuten garen.

ETWAS GEHALTVOLLER: Reichen Sie dazu gedämpfte Zuckererbsen oder grüne Bohnen (Kalorien vernachlässigbar) sowie Kokos-Blumenkohl-Reis (Seite 232, zusätzlich 105 kcal.).

NICHT-FASTENTAGE: Fügen Sie 2–3 gehäufte Esslöffel gegarten Naturreis, etwas Raita (siehe Seite 249) und ein gehacktes hartgekochtes Ei hinzu.

Chili-Limetten-Tunfisch mit Bohnen und Mangowürfeln

490 kcal. | Für 2 Personen

Weiße Bohnen (Cannellini) liefern gesunde komplexe Kohlenhydrate, die die Blutzuckerwerte reduzieren und das Mikrobiom in Ihrem Darm nähren. Olivenöl – das ebenfalls gut für die Gesundheit ist – bringt den Geschmack aller Hülsenfrüchte besser zur Geltung. Im Rahmen einer relativ kohlenhydratarmen Diät sind auch die Kalorien kein Problem.

3 EL Olivenöl
1 Knoblauchzehe, würfelig geschnitten
½ rote Chilischote, entkernt und fein geschnitten (oder ½ TL Chiliflocken)
400 g weiße Bohnen (Cannellini) aus der Dose, abgetropft, 2 EL Flüssigkeit aufbehalten
1 Bund frische Petersilie, gehackt
½ kleine rote Zwiebel, sehr fein geschnitten

160 g Tunfisch in Öl, abgetropft
Saft einer Limette
½ kleine Mango, geschält und feinwürfelig geschnitten
2 Handvoll junger Spinat

1. Das Öl in einer Bratpfanne erhitzen, Knoblauch und Chili darin 1 Minute braten. Die Bohnen zugeben, unter häufigem Rühren 2–3 Minuten dünsten.
2. Nun Petersilie, rote Zwiebeln, Tunfisch und Limettensaft sowie 1–2 EL aufbehaltene Flüssigkeit zufügen, falls die Masse zu trocken ist. Noch einige Minuten langsam garen, bis alles gründlich erhitzt ist.
3. Mangowürfel unterrühren.
4. Jeweils eine Handvoll Spinat auf einen Teller geben und mit der heißen Tunfisch-Bohnenmasse bedecken, damit der Spinat zusammenfällt. Oder den Spinat vorher in der Mikrowelle zusammenfallen lassen (in etwa 1–2 Minuten) und dann den Tunfisch darauf anrichten.

TIPPS: Mangos enthalten zwar relativ viel Zucker, aber auch viele Ballaststoffe. Im Rahmen einer Mahlzeit belasten Sie daher den Blutzucker nicht. Bei Reizdarmpatienten können Hülsenfrüchte, wie Bohnen, die Beschwerden verschlimmern – in diesem Fall sollte man sie nur langsam einführen.

ETWAS GEHALTVOLLER: Reichen Sie dazu einen knackigen grünen Salat oder gedämpftes Grüngemüse (keine zusätzlichen Kalorien, wenn kein Dressing verwendet wird).

Gebratener Kabeljau mit nussigen Brokkoli

430 kcal. | Für 2 Personen

Wertvolle Nährstoffe, Biss und Ballaststoffe – und köstlich obendrein.

250 g Brokkoli, in Röschen geschnitten (mit Stielen)
30 g Haselnüsse, gehackt
2 Kabeljaufilets à 150 g (oder anderer Weißfisch)
½ EL gemahlene Mandeln
1½ EL Olivenöl
Etwas Zitronensaft

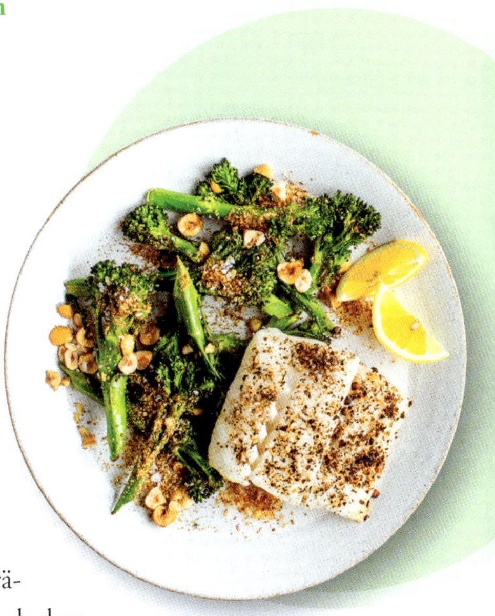

1. Backofen auf 180 °C/160 °C Heißluft/Gas Stufe 4 vorheizen.
2. Die Brokkoli in einen Bräter geben, mit Alufolie abdecken und 5 Minuten im Backofen garen.
3. Alufolie entfernen und den Fisch zu den Brokkoli-Röschen geben. Die Nüsse über die Brokkoli verteilen. Den Fisch mit 1 TL frisch gemahlenem schwarzem Pfeffer und etwas Meersalz bestreuen. Mit dem Olivenöl beträufeln.

4. Den Bräter für weitere 10–12 Minuten in den Backofen geben, bis der Fisch gar ist, die Brokkoli gebräunt und die Nüsse goldbraun sind.
5. Großzügig mit Zitronensaft beträufeln.

ETWAS GEHALTVOLLER: Fügen Sie 80–100 g kurz gegarten Spinat oder einen gemischten Blattsalat hinzu (zusätzliche Kalorien nur bei Verwendung eines Dressings – siehe Seite 249).

NICHT-FASTENTAGE: Ergänzen Sie das Gericht um 1 TL Butter oder ½ EL extra-natives Olivenöl und 2–3 gehäufte Esslöffel gegarte Quinoa oder Naturreis.

Gedämpfter Schellfisch mit Thai-Gewürzen

300 kcal. | Für 1 Person

Pak Choi ist ein ausgezeichnetes Präbiotikum und fördert ein gesundes Mikrobiom.

2 Pak Choi, gehackt
½ rote Paprikaschote, geputzt und gehackt
2 Frühlingszwiebeln, geputzt
1 Zitronengras-Stängel, halbiert und angedrückt (optional)
1 cm Ingwer, geschält und blättrig geschnitten
1 Knoblauchzehe, blättrig geschnitten
150 g Schellfischfilet (oder anderer Weißfisch)

2–3 Stängel frischer Koriander
2 TL Reiswein (oder Mirin oder Sherry)
1 TL Sojasauce
1 EL Olivenöl

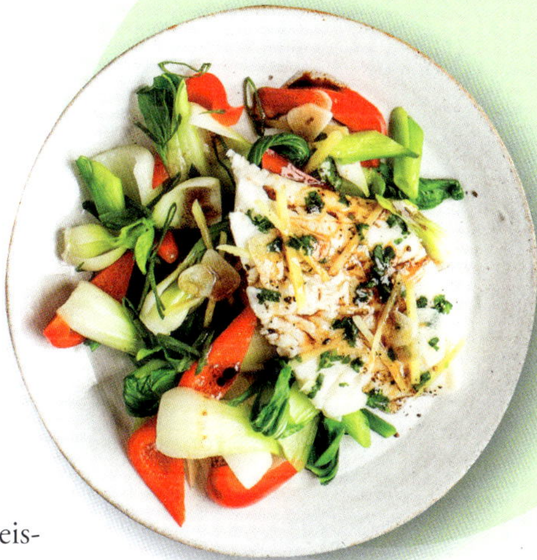

1. Pak Choi, rote Paprikaschote und Frühlingszwiebeln in den Dämpfeinsatz geben.
2. Zitronengras (falls verwendet), Ingwer und Knoblauch auf ein großes Stück Backpapier geben, den Schellfisch daraufsetzen. Mit Koriander und Gewürzen bestreuen, mit Reiswein beträufeln.
3. Das Backpapier über Fisch und Kräutern zusammenfalten und auf das Gemüse in den Dämpfeinsatz legen.
4. 5–6 Minuten dämpfen, oder bis der Fisch gar ist.
5. Den Fisch auf dem Gemüse anrichten, mit dem Saft aus dem Backpapier, Olivenöl und Sojasauce beträufeln.

TIPP: Wenn Sie keinen Topf mit Dämpfeinsatz haben, legen Sie den in Backpapier gewickelten Fisch und das Gemüse in eine Auflaufform. Geben Sie 2–3 EL Wasser in die Form, decken Sie sie mit Deckel oder Alufolie ab und garen Sie das Gericht etwa 8–10 Minuten bei 180 °C im vorgeheizten Backofen bzw. bis das Gemüse weich und der Fisch gar ist.

NICHT-FASTENTAGE: Verdoppeln Sie die Portion und reichen Sie dazu Vollkorn- oder Sobanudeln.

Garnelen-Korma mit Kokos-Blumenkohl-Reis

320 kcal. | Für 4 Personen
Ein beliebtes Currygericht mit delikatem Aroma und vielen gesunden Fetten.

Für den Reis:

1 großer Blumenkohl, in Röschen geteilt
1 EL Kokosöl
1 EL Kokosraspel

1. Den Blumenkohl in der Küchenmaschine zu reisartiger Konsistenz zerkleinern.
2. Das Kokosöl in einem Wok oder einer Bratpfanne erhitzen, Blumenkohl und Kokosraspel hineingeben.
3. Auf niedriger Stufe unter gelegentlichem Rühren etwa 10–12 Minuten braten, bis der Blumenkohl weich, aber noch al dente ist.

Für das Korma:

1 EL Kokosöl
2 große Zwiebeln, würfelig geschnitten
4 Knoblauchzehen, blättrig geschnitten
2 cm Ingwer, geschält und feinwürfelig geschnitten
3 EL Korma-Paste
400 ml Kokosmilch
400 g tiefgekühlte Riesengarnelen, aufgetaut
Große Handvoll Blattspinat
2 EL vollfetter griechischer Joghurt
2 EL frisch gehackte Korianderblätter

1. Das Kokosöl in einer Kasserolle erhitzen, Zwiebeln, Knoblauch und Ingwer darin goldgelb braten, etwa 8–10 Minuten.
2. Die Korma-Paste und nach einer Minute die Kokosmilch zugeben. Zum Kochen bringen, Herd zurückschalten und 8–10 Minuten vorsichtig eindicken lassen.
3. Die Kasserolle vom Herd nehmen und die Sauce mit dem Stabmixer glatt pürieren.

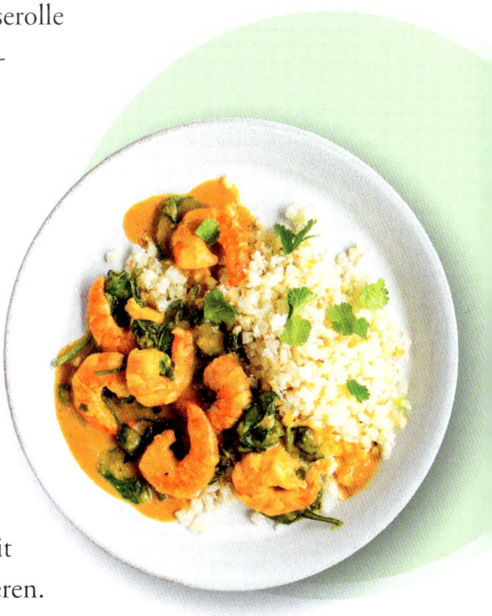

4. Zurück auf den Herd stellen und die Garnelen einlegen. Diese 3–4 Minuten in der Sauce köcheln lassen, dann Spinat, Joghurt und Gewürze einrühren.
5. Die gehackten Korianderblätter über das Curry streuen, mit dem Kokos-Blumenkohl-Reis anrichten.

TIPP: Sie können die Garnelen durch gegartes, würfelig geschnittenes Hähnchenfleisch ersetzen (für Varianten siehe Extras auf Seite 248–249).

ETWAS GEHALTVOLLER: Reichen Sie dazu Zuckererbsen oder feine grüne Bohnen und 2 EL Raita (siehe Seite 249).

Rogan Josh vegan

310 kcal. | Für 4 Personen

Ja, Sie können nach wie vor Curry essen … Lassen Sie einfach Kartoffeln, weißen Reis, Naan und Chapati weg!

3 EL Olivenöl
2 Zwiebeln, eine gehackt, die andere in Ringe geschnitten
300 g Butternusskürbis, geschält und gehackt
3 Knoblauchzehen, blättrig geschnitten
½ rote Paprikaschote, geputzt und geschnitten
200 g braune Champignons, gehackt
400 g Kichererbsen aus der Dose, abgetropft
2 EL Curry-Paste »Rogan Josh«

400 g Tomatenstücke aus der Dose
Handvoll Grünkohl
2 EL frisch gehackte Korianderblätter

1. Das Öl in einer Kasserolle erhitzen und die Zwiebelringe darin knusprig und goldgelb braten, etwa 8–10 Minuten. Aus der Kasserolle nehmen.
2. Im selben Öl die gehackten Zwiebeln etwa 2–3 Minuten braten. Butternusskürbis, Knoblauch, rote Paprika und Pilze zugeben und 3–4 Minuten braten.
3. Kichererbsen und Curry-Paste sowie Tomaten unterrühren.
4. Deckel auflegen und das Curry 15 Minuten köcheln lassen, bis das Gemüse weich ist. Eventuell noch Wasser zugießen.
5. Grünkohl einrühren und 2 Minuten mitgaren, dann Koriander und Gewürze zufügen. Das Curry mit den Zwiebelringen garniert und mit Kokos-Blumenkohl-Reis (siehe Seite 232 – zusätzlich 105 kcal.) servieren.

ETWAS GEHALTVOLLER: Fügen Sie 1 EL geröstete Cashewkerne (20 g – 115 kcal.) hinzu.

NICHT-FASTENTAGE: Portion verdoppeln. Sie könnten den Kokos-Blumenkohl-Reis durch 2–3 gehäufte Esslöffel gegarten Naturreis ersetzen.

Kurkuma-Blumenkohl mit Dhal

414 kcal. | Für 4 Personen

Wunderbar sättigend und höchst aromatisch. Lassen Sie sich nicht von den vielen Zutaten abschrecken – Sie werden die meisten davon in Ihrem Küchenschrank vorfinden. Und die Zubereitung ist wirklich einfach.

Für den Blumenkohl:

1 großer Blumenkohl,
in 1 cm dicke Scheiben geschnitten
1 EL Olivenöl
1 TL gemahlene Kurkuma
1 Knoblauchzehe, fein geschnitten

Für das Dhal:

½ EL Kokosöl
1 Zwiebel, würfelig geschnitten
½-1 rote Chilischote, entkernt und feinwürfelig geschnitten
1 TL Kreuzkümmelsamen
2 Knoblauchzehen, zerdrückt
1 EL mittelscharfes Currypulver
250 g rote Linsen
400 ml leichte Kokosmilch

400 ml Gemüsebrühe
Große Handvoll Blattspinat
2 EL frisch gehackte Korianderblätter (optional)
Saft einer halben Zitrone
2 EL Mandelblättchen, geröstet

1. Backofen auf 200 °C/180 °C Heißluft/Gas Stufe 6 vorheizen. Die Blumenkohlscheiben und verbliebene Röschen in eine große Auflaufform geben und mit dem Olivenöl beträufeln.
2. 15 Minuten im Backofen garen, dann mit Kurkuma und Knoblauch bestreuen. Weitere 10–15 Minuten braten, bis sie zu bräunen beginnen.
3. Das Öl in einer Kasserolle erhitzen, Zwiebeln und Chili darin 3–4 Minuten braten.
4. Kreuzkümmel, Knoblauch und Currypulver 1–2 Minuten mitbraten, dann Linsen, Kokosmilch und Brühe einrühren. Deckel auflegen und das Gericht 15 Minuten köcheln lassen, bis die Linsen weich sind.
5. Den Spinat zugeben, zusammenfallen lassen, dann die Korianderblätter (wenn verwendet) einrühren und würzen.
6. Den Blumenkohl mit Zitronensaft beträufeln. Dhal auf dem Blumenkohl anrichten und mit den gerösteten Mandelblättchen bestreuen.

TIPP: Bereiten Sie die doppelte Menge Dhal zu und frieren Sie zusätzliche Portionen ein.

NICHT-FASTENTAGE: Reichen Sie dazu Raita (siehe Seite 249) und eine Portion Rogan Josh vegan (siehe Seite 234).

GEMÜSEBEILAGEN

Wir sind überzeugt, dass es den meisten Menschen sehr guttun würde, mehr nicht-stärkehaltige Gemüsesorten zu essen – diese enthalten unzählige gesunde sekundäre Pflanzenstoffe und darmfreundliche Ballaststoffe. Sie können zusätzlich gedämpftes grünes Blattgemüse essen, wann immer Sie wollen – sogar mit einem Teelöffel Butter, Kokos- oder Olivenöl (siehe nächste Seite), was das Gemüse noch besser schmecken lässt, ohne viel an der Kalorienzahl zu ändern. Bei stärkehaltigem Gemüse ist mehr Vorsicht geboten, insbesondere bei Kartoffeln und Süßkartoffeln. Diese sind von Natur aus Stärkespeicher und sollten während dieser Diät, wenn überhaupt, nur in kleinen Mengen verzehrt werden. Einen köstlichen Ersatz für Kartoffelpüree finden Sie auf Seite 244.

Grüngemüse kinderleicht auf zweierlei Art

Für 1 Person, KEIN Kalorienzählen

Einfacher gedämpfter Kopfkohl

100 g feingeschnittener Kopfkohl
½ TL Butter oder Olivenöl
¼ TL Schwarzkümmel- oder schwarze Sesamsamen (optional)

Den Kopfkohl 3–4 Minuten dämpfen, bis er weich wird. In einer Schüssel mit Butter, Salz und frisch gemahlenem schwarzem Pfeffer verrühren. Nach Wunsch die Samen zugeben.

Scharf gebratener Frühkohl:

1 TL Raps- oder Kokosöl
1 TL geriebener oder feinwürfelig geschnittener Ingwer
100 g Frühkohl, fein geschnitten
Spritzer Sojasauce

Das Öl in einem Wok oder einer großen Bratpfanne erhitzen, den Ingwer darin unter Rühren braten. Gemüse zufügen und etwa 2–3 Minuten braten, bis es weich wird. Kräftig mit Salz und frisch gemahlenem schwarzem Pfeffer würzen.

Blitzschnelles Röstgemüse

210 kcal. | Für 1 Person

Der kürzeste Weg zu Ihrer täglichen Gemüseration – ob als leichte Mahlzeit oder als Beilage.

1 EL Raps- oder Kokosöl
150 g küchenfertiges chinesisches Wokgemüse
1 kleine Knoblauchzehe, zerdrückt
½ cm Ingwer, feinwürfelig geschnitten oder gerieben
½ EL Sojasauce

1. Den Wok auf hoher Stufe erhitzen, bis er raucht, Öl hineinträufeln und Gemüse zugeben.
2. Den Herd auf mittlere Stufe zurückschalten, Knoblauch und Ingwer unterrühren. Das Gemüse nicht länger als 2–3 Minuten unter Rühren braten, damit es knackig bleibt.
3. 1 EL Wasser und die Sojasauce gut unter das Gemüse rühren. Sofort servieren.

TIPP: Machen Sie sich keine Gedanken über die unterschiedlichen Brennwerte verschiedener Wokgemüse. Es sind gesunde Kalorien, sie werden zum Teil gar nicht zur Energiegewinnung herangezogen, sondern nähren das Mikrobiom in Ihrem Darm.

ETWAS GEHALTVOLLER: Geben Sie eines oder mehrere der Folgenden zum Gemüse: 30 g Cashewkerne (172 kcal.), 2 TL Sesamsamen (60 kcal.), 100 g Tofu (73 kcal.), 100 g gegartes Hähnchen (153 kcal.), 100 g Tiefkühlgarnelen, aufgetaut (79 kcal.). Weitere Extras finden Sie auf Seite 248–249.

Schnell eingelegter Fenchel mit Radieschen

Sehr schnell und einfach herzustellen, sehr wenig Kalorien. Garnieren Sie damit ein Fischfilet oder bereichern Sie einen Salat.

½ Fenchelknolle, geputzt
4 Radieschen, geputzt
2 TL Bio-Apfelessig mit lebenden Kulturen
1 TL Mirin, chinesischer Wein oder Sherry (optional)

1. Fenchel und Radieschen sehr fein schneiden, am besten mit einem Gemüsehobel. Wer keinen Gemüsehobel hat, halbiert die Radieschen zunächst, legt sie mit der Schnittfläche unten auf ein Brett und schneidet sie dann in feine Halbmonde.
2. Fenchel und Radieschen mit Apfelessig und Mirin, falls verwendet, in eine Schüssel geben. Großzügig mit Meersalz würzen, das gut in das Gemüse einmassiert wird. Zur Geschmacksentwicklung bis zu 30 Minuten durchziehen lassen.
3. Vor dem Verzehr die Flüssigkeit abgießen.

TIPP: Dieses Gericht hält sich im Kühlschrank bis zu 24 Stunden. Beachten Sie jedoch, dass die positive Wirkung auf die freundlichen Darmbakterien nicht so groß ist wie bei den Sauerkraut-Gerichten auf Seite 245–248. Dafür muss das Gemüse länger fermentieren.

Gebratener Chicorée mit Senf und Walnüssen

290 kcal. | Für 2 Personen (als Beilage für 4)
Eine äußerst schmackhafte Kombination von leicht bitterem, gebräuntem Chicorée, würzigem Senf und knackigen Walnüssen. Ihr Mikrobiom wird es Ihnen danken, denn Chicorée enthält eine Menge präbiotisches Inulin.

4 mittelgroße Chicorée-Knospen (rote, falls erhältlich), längs halbiert
2 EL Olivenöl
2 TL körniger Senf
30 g Walnüsse, grob gehackt
30 g Parmesan, gerieben

1. Backofen auf 190 °C/170 °C/Gas Stufe 5 vorheizen. Den Chicorée mit der Schnittfläche oben in eine mittelgroße Auflaufform legen.
2. Olivenöl und Senf verrühren, den Chicorée damit bestreichen.
3. Mit Alufolie abgedeckt 15–20 Minuten im Ofen garen.

4. Aus dem Backofen nehmen, mit Walnüssen und Parmesan bestreuen, großzügig mit frisch gemahlenem schwarzem Pfeffer würzen.
5. Weitere 10 Minuten braten, bis der Chicorée an den Rändern gebräunt ist.

ETWAS GEHALTVOLLER: Auf jeden Teller eine große Handvoll jungen Spinat geben und mit dem gebratenen Chicorée bedecken, damit der Spinat zusammenfällt. Oder den Spinat vorher in einer beschichteten Pfanne zusammenfallen lassen.

NICHT-FASTENTAGE: zusätzlich 2–3 gehäufte Esslöffel gegarter Naturreis oder Quinoa. Sie können den Chicorée auch als Beilage servieren, etwa zu Steak mit Steinpilzen (Seite 222) oder zu gebratenem Kabeljau mit nussigen Brokkoli (Seite 229).

Cremiges Blumenkohl-Bohnen-Püree

160 kcal. | Für 4 Personen

Dieses köstliche Püree ist die perfekte Alternative zu stärkehaltigen Kartoffeln. Es macht nicht nur länger satt, es belastet auch den Blutzucker nicht so stark – nicht unwesentlich für die Gewichtsabnahme.

1 kleiner Blumenkohl, in kleine Röschen geschnitten
200 g kleine weiße Bohnen aus der Dose, abgetropft, 2 EL Flüssigkeit aufbehalten
50 g Cheddarkäse
2 EL Olivenöl

1. Blumenkohl und Bohnen etwa 10–12 Minuten dämpfen, bis der Blumenkohl weich ist.
2. Mit den übrigen Zutaten in der Küchenmaschine glatt pürieren. Eventuell 1–2 EL der aufbehaltenen Flüssigkeit zugeben. Kräftig mit Salz und frisch gemahlenem schwarzem Pfeffer würzen.

Sauerkraut aus Weißkohl und roter Zwiebel, zweierlei Art

Fermentieren geht schnell und leicht, macht Spaß und kostet wenig – und Ihr Mikrobiom wird es Ihnen danken! Hier sind zwei Varianten von fermentiertem Kohl, die beide voller süßer, salziger und saurer Aromen sind und auch noch ein wenig knackig. Sie passen beinahe zu allen herzhaften Gerichten.

Sauerkraut mit Kümmel

180 kcal. (insgesamt)
Klassisches Sauerkraut mit viel Geschmack und wenig Kalorien. Wir lieben die Kümmelnote, Sie dürfen aber gerne mit anderen Gewürzen experimentieren, etwa mit Kreuzkümmel, geröstetem Koriander oder Senf. Wie andere eingelegte Gemüse verleiht es jedem Gericht eine besondere Note.

½ mittelgroßer Weißkohl, geviertelt, Strunk entfernt, fein geschnitten
1½ rote Zwiebeln, halbiert und fein geschnitten
½ EL Meersalz oder koscheres Salz
1 TL Kümmelsamen
2 saubere Marmeladengläser mit gut schließendem Deckel à 250 ml

1. Kohl, Zwiebeln und Kümmelsamen lagenweise in eine große Schüssel geben und jeweils mit Salz bestreuen. Das Salz gut in das Gemüse einmassieren. 1–2 Stunden ziehen lassen.
2. Den Kohl samt Saft in die Gläser füllen.
3. Den Kohl in den Gläsern fest zusammendrücken, in den eigenen Saft hinein. Am oberen Rand etwa 1,5–2 cm frei lassen. Wenn die Flüssigkeit nicht für die gesamte Füllmenge ausreicht, können Sie einige Teelöffel gefiltertes Wasser oder Salzlake (aus 1 TL Meersalz und 200 ml gefiltertem Wasser) zugeben.
4. Beschweren Sie das Gemüse mit einem Stein oder mit Keramik, damit es in der Flüssigkeit bleibt. Stellen Sie die verschlossenen Gläser auf ein Tablett, das austretenden Saft auffängt. Lagern Sie die Gläser bei Raumtemperatur, geschützt vor direkter Sonneneinstrahlung. Während der ersten Tage werden die Gläser täglich geöffnet und der Inhalt nach unten gedrückt, damit die im Sauerkraut entstandenen Blasen entweichen. Wiederholen Sie den Vorgang für 1–2 Wochen (meist reicht eine Woche) alle paar Tage, bis das Sauerkraut den gewünschten Reifegrad erreicht hat.
5. Bewahren Sie die Gläser 2–3 Monate im Kühlschrank auf.

Mildes Kimchi-Sauerkraut

220 kcal. (insgesamt)

Dieses würzige, exotische fermentierte Gericht, manchmal als asiatisches Sauerkraut bezeichnet, ist aus der koreanischen Küche nicht wegzudenken. Dieses Rezept ist ein wenig milder im Geschmack.

½ mittelgroßer Weißkohl, geviertelt, Strunk entfernt, in 1½–2 cm breite Streifen geschnitten
1½ rote Zwiebeln, halbiert und fein geschnitten
½ EL Meersalz oder koscheres Salz
2 TL geriebener Knoblauch
1 TL geriebener Ingwer
1 TL Zucker
1 EL Fisch- oder Sojasauce
2–4 TL Chiliflocken, oder nach Geschmack
1 TL milder Paprika
2 saubere Marmeladengläser mit gut schließendem Deckel à 250 ml

1. Kohl und Zwiebeln lagenweise in eine große Schüssel geben und jeweils mit Salz bestreuen. Das Salz gut in das Gemüse einmassieren. Etwa 2 Stunden ziehen lassen.
2. Knoblauch und Ingwer gründlich unterrühren.
3. Nun folgen die Schritte 2–5 aus dem Sauerkrautrezept und anschließend ein weiterer Schritt.

4. Nach 3–4 Tagen vorsichtig die übrigen Zutaten untermischen (mit den Gewürzen reift der Kohl weniger stark, daher werden sie etwas später zugegeben).

TIPP: Essen Sie Kimchi zu einem Omelett, zu Aufschnitt, Fisch oder bestreuen Sie damit Salate, Eintöpfe oder Suppen.

Und nun noch einige kleine Extras …

In vielen Rezepten finden sich Vorschläge, wie man ein Gericht für einen Nicht-Fasttag anpassen oder ein wenig gehaltvoller machen kann. Hier sind weitere Vorschläge, die den Eiweißanteil erhöhen oder die Mahlzeit ergiebiger machen.

- 1 EL gebratener Speck, gehackt (etwa 7 g, 23 kcal.)
- 1 EL Chorizo (10 g, 29 kcal.)
- 40 g Champignons, in 1 TL Olivenöl etwa 4–5 Minuten gebraten (63 kcal.)
- 1 EL geriebener Käse (etwa 10 g, 41 kcal.)
- 30 g Halloumi, in Scheiben geschnitten und kurz in 1 TL Olivenöl gebraten (145 kcal.)
- 45 g Tunfisch in Öl (85 kcal.)
- Handvoll Nüsse (je 10 g Walnüsse, Mandeln, Haselnüsse, 195 kcal.)
- 75 g gegartes Hähnchenfilet (115 kcal.)
- 75 g Tiefkühlgarnelen, aufgetaut (59 kcal.)
- 100 g Tofu (73 kcal.)

- 2 TL Sesamsamen (etwa 10 g, 60 kcal.)
- 1 EL vollfetter griechischer Joghurt – die zusätzlichen Kalorien sind es wert! (40 g, 37 kcal.)
- 30 g Cheddarkäse (in Größe einer Streichholzschachtel – 124 kcal.)
- Knusprig gebratene Zwiebelringe für 2 Personen: 1 EL Olivenöl erhitzen und 1 kleine Zwiebel, in Ringe geschnitten, unter häufigem Wenden goldbraun und knusprig braten (pro Portion 60 kcal.)
- Raita für 2 Personen: 4 EL vollfetten griechischen Joghurt mit ¼ kleiner Gurke, gerieben, und einer Prise Kreuzkümmel verrühren (97 kcal. pro Portion)
- Olivenöl-Apfelessig-Dressing für 2 Personen: 2 EL extravergines Olivenöl mit 1 EL Apfelessig mit lebenden Kulturen und etwas Salz und frisch gemahlenem schwarzem Pfeffer verschlagen (100 kcal. pro Portion). Dressing eignet sich nicht nur für Salate, es bereichert auch Brokkoli und grünes Blattgemüse.
- Etwas Olivenöl. Wählen Sie, wenn möglich, extra-natives Olivenöl guter Qualität und machen Sie sich keine Gedanken über die Kalorien in einem gelegentlichen Teelöffel Olivenöl – es unterstreicht den Geschmack und dient der besseren Aufnahme von Vitaminen und der Energiegewinnung. Sie wissen, Fett macht nicht fett!

Vollkorngetreide und Hülsenfrüchte

Dinge wie Naturreis und Linsen enthalten zwar einiges an Kalorien, liefern aber komplexe Kohlenhydrate und gesunde Mengen an Ballaststoffen für das Mikrobiom in Ihrem Darm. Sie fördern die Produktion entzündungshemmender Stoffe, senken den Blutzucker und verbessern die Gesundheit insgesamt. Wir empfehlen Ihnen, Getreide und Hülsenfrüchte in größeren Mengen vorzugaren und portionsweise einzufrieren. Fügen Sie dem Kochwasser einen halben Brühwürfel hinzu, das verbessert den Geschmack.

Hülsenfrüchte liefern außerdem wertvolles Eiweiß für Vegetarier. Fügen Sie an Fastentagen 2, an Nicht-Fastentagen 3 gehäufte Esslöffel hinzu.

- Gegarter Naturreis (21 kcal. pro EL à 15 g)
- Gegarte Quinoa (18 kcal. pro EL à 15 g)
- Gegarter Bulgur (13 kcal. pro EL à 15 g)
- Gegarte Puy-Linsen (18 kcal. pro EL à 15 g)
- Gegarte Graupen (19 kcal. pro EL à 15 g)

Gaumenfreuden

Beim Fasten geht es nicht nur um den Verzicht. Hier sind einige (vernünftige) Leckereien, die Sie am besten unmittelbar nach einer Mahlzeit genießen sollten, damit der Blutzucker nicht so stark ansteigt und nicht alles in die Fettspeicher wandert. Wenn Sie solche Leckereien zwischen den Mahlzeiten essen, steigt Ihr Blutzucker und in der Folge die Insulinproduktion, die Fettverbrennung kommt zum Erliegen.

Rhabarber-Ingwer-Kompott

40 kcal. | Für 4 Personen
Saftig und angenehm säuerlich, süßes Ingweraroma und jede Menge Vitamin C und K.

400 g Rhabarber,
geputzt und in 1–2 cm große Stücke geschnitten
Saft einer halben Orange
3 Stück Ingwer in Sirup,
abgetropft und würfelig geschnitten

1. Alle Zutaten in einem Topf zum Kochen bringen. Zudecken und 2–3 Minuten köcheln lassen, bis der Rhabarber weich ist.
2. Warm oder kalt, mit 1 EL vollfettem griechischem Joghurt

(zusätzlich 37 kcal.) oder einer milchfreien Alternative, etwa Kokosjoghurt, servieren.

TIPP: Wenn in Ihrem Haushalt jemand verrückt nach eingelegtem Ingwer ist – wie Michael –, bewahren Sie ihn gut versteckt auf, ganz hinten im Kühlschrank! Frieren Sie rohe Rhabarberstücke ein, wenn er Saison hat, er eignet sich gut dafür.

ETWAS GEHALTVOLLER: Fügen Sie eine kleine Handvoll Nüsse (etwa 15 g, 100 kcal.) hinzu.

Bananen-Cranberry-Riegel für unterwegs

195 kcal. pro Riegel
Ergibt 12 Stück
Perfekt für die Lunchbox oder gelegentlich für ein Frühstück unterwegs, wenn Sie mal zu spät dran sind.

50 g weiche Datteln
2 unreife Bananen
75 g Kokosfett, geschmolzen
100 g Haferflocken
100 g gemahlene Mandeln
50 g getrocknete Cranberrys
30 g Pekannüsse, gehackt

1. Backofen auf 200 °C/180 °C Heißluft/Gas Stufe 6 vorheizen. Eine quadratische 20-cm-Backform mit Backpapier auslegen.
2. Die Datteln in einem kleinen Topf in 100 ml Wasser etwa 10 Minuten schwach köcheln lassen, bis sie weich sind und das meiste Wasser verdunstet ist.
3. Datteln und Bananen in der Küchenmaschine oder mit dem Stabmixer zu einer cremigen Masse verarbeiten. In einer Schüssel mit dem weichen Kokosfett verrühren. Haferflocken, Mandeln, Cranberrys und Pekannüsse untermischen.
4. Die Masse in die Form gießen, gut verteilen und mit einem Löffelrücken glattstreichen.
5. 20–22 Minuten backen, bis sie ein helles Goldbraun annimmt. Noch warm in Riegel schneiden und 10 Minuten abkühlen lassen. Die Riegel aus der Form nehmen und in einem luftdichten Behälter bis zu fünf Tage lagern oder einfrieren.

TIPP: Dieses Rezept eignet sich für verschiedenste Trockenfrüchte. Auch die Mandeln können beispielsweise durch gehackte Haselnüsse oder Walnüsse ersetzt werden.

Mango-Chia-Reisdessert

149 kcal. | Für 4 Personen

Wohltuend und gesund – und obendrein Resteverwertung für Naturreis.

3 EL gegarter Naturreis
1 TL Vanilleextrakt
Samen von 3 Kardamom-Kapseln
400 ml Kokosmilch
½ EL Ahornsirup (optional)
1 EL Chia-Samen
1 reife Mango, geschält und feinwürfelig geschnitten

1. Alle Zutaten bis auf die Mango in einem kleinen Topf auf niedriger Stufe erhitzen.
2. 18–20 Minuten köcheln lassen, bis die Masse dick und cremig ist. Häufig umrühren, eventuell etwas Wasser zufügen.
3. Die Mango bis auf wenige Stücke, die als Garnierung dienen, unterrühren. Warm servieren oder in den Kühlschrank stellen und kalt essen.

TIPP: Schmeckt auch mit schwarzem oder rotem Reis, aber die Kochzeit ist dann um 5–10 Minuten länger.

NICHT-FASTENTAGE: Vor dem Servieren mit einer Handvoll gehackter, gerösteter Walnüsse, Mandeln oder Haselnüsse bestreuen.

Chili-Schoko-Täfelchen mit Pistazien

75 kcal. | Für 6–8 Personen

Schokolade mit Chili-Kick. Zum Knabbern nach der Mahlzeit oder zu Erdbeeren oder Himbeeren.

75 g dunkle Schokolade, mindestens 70 % Kakaoanteil, gehackt
2 EL geröstete Pistazien, gehackt
Prise Chilipulver

1. Eine 20–30 cm große Auflaufform oder ein Backblech mit Backpapier (oder PVC-freier Frischhaltefolie) auslegen.
2. Die Schokolade unter häufigem Rühren im Wasserbad (oder in der Mikrowelle: auf hoher Stufe, alle 30 Sekunden pausieren und umrühren, insgesamt etwa 2 Minuten) schmelzen.
3. Chili unterrühren, dann die Schokolade auf das Backpapier gießen. Die Form schwenken, bis eine gleichmäßige, 1–2 mm dicke Schokoladenschicht entsteht. Oder mit einer Palette gleichmäßig verteilen.
4. Die Schokolade mit den gehackten Pistazien bestreuen und abkühlen lassen, am besten im Kühlschrank.
5. Wenn die Schokolade ganz fest ist, in Stücke brechen.

GUTE FLÜSSIGKEITSVERSORGUNG

Diese Getränke enthalten keine nennenswerten Mengen an Kalorien und außerdem – Sie können wirklich nicht alles zählen …

Ausreichend Flüssigkeit ist wichtig für den Erhalt der Leistungsfähigkeit und die Milderung von Hungergefühlen. Es klingt seltsam, aber leichter Durst wird häufig mit Hunger verwechselt. Und wenn Sie durstig sind, besteht bereits ein leichter Flüssigkeitsmangel. Sie müssen dem Durst also immer einen Schritt voraus sein.

Die meisten Menschen brauchen an 800-Kalorien-Tagen zusätzlich ½-1 Liter Wasser. Dann fehlt einerseits Flüssigkeit aus diversen Mahlzeiten, andererseits verlieren Sie Wasser durch die Fettverbrennung – ganz besonders bei heißem Wetter oder kräftiger Bewegung.

Sie werden an diesen Getränken auch gerne nippen, wenn Sie die Zeit bis zur nächsten Mahlzeit überbrücken müssen.

Wasser mit Aroma oder Kohlensäure

Geben Sie hauchdünne Scheiben Gurke, Minze, geviertelte Erdbeeren, Zitrone, Limette … oder beliebige Kombinationen all dieser in Ihr Wasser. Je länger das Wasser im Kühlschrank zieht, desto intensiver wird das Aroma.

Kräuter-/Früchtetees – warm oder kalt getrunken

Für 1 Person

Grüntee: Geben Sie einfach einen Teebeutel in einen Becher und gießen Sie mit heißem Wasser auf. Ein Spritzer Zitronensaft sorgt für zusätzliche Frische.

Ingwertee mit Kurkuma: Geben Sie einen Teebeutel, ½ cm fein geschnittenen Ingwer und 1 cm fein geschnittene Kurkuma (müssen nicht geschält werden) in einen Becher. Zusätzliches Aroma liefern 2 Tropfen Vanilleextrakt. Brühen Sie mit kochendem Wasser auf und lassen Sie den Tee mindestens 5 Minuten ziehen. Diesen Tee trinkt man am besten nach einer Mahlzeit, denn fette Speisen verbessern die Aufnahme des Kurkumin massiv. Kurkumin ist die aktive Substanz in Kurkuma, die seine antientzündliche und immunstärkende Wirkung bedingt.

Zitronentee mit Minze: Geben Sie eine Handvoll frische Minzeblätter (oder einen Minzteebeutel) in einen Becher, dazu einen kräftigen Spritzer Zitronensaft. Brühen Sie mit kochendem Wasser auf und lassen Sie den Tee mindestens 5 Minuten ziehen.

Tee aus frischen Kräutern: Geben Sie eine kleine Handvoll frische Kräuter, etwa Thymian, Basilikum, Rosmarin, Salbei oder Oregano, in einen Becher oder verwenden Sie getrockneten Kräutertee. Brühen Sie mit kochendem Wasser auf und lassen Sie den Tee mindestens 5 Minuten ziehen. Finden Sie Ihre ganz persönliche Mischung!

Kräutertees: In Ihrem Vorratsschrank sollten stets einige Kräutertees zu finden sein, beispielsweise Minze, Pfefferminze, Kamille, Rooibos, Jasmin oder jede andere Sorte, die Ihre Geschmacksknospen zufriedenstellt.

THE NEW FAST DIET – SPEISEPLÄNE

Alle diese Vorschläge sind auf insgesamt etwa 800 Kalorien pro Tag ausgelegt. Machen Sie sich nicht zu viele Gedanken über die genaue Kalorienzahl. Wie viel wirklich aufgenommen wird, ist von Mensch zu Mensch verschieden und hängt auch von der Beschaffenheit der Nahrung ab. Wählen Sie beliebig aus diesen Speiseplänen, ob Sie nun The Very Fast Diet oder das neue 5:2 machen. Sie können die Mahlzeiten auch verschieben, die Hauptmahlzeit zu Mittag essen oder umgekehrt. Kalorienangaben finden Sie auf den Rezeptseiten, wenn Sie sie brauchen.

Speiseplan für 3 Mahlzeiten pro Tag – Woche 1

Tag	Frühstück	Mittagessen	Abendessen
1	Einfache Speck-Ei-Muffins (S. 178)	Eiliger Hummus (S. 186)	Hähnchen-Linsen-Curry (S. 226)
2	Schnelles Frühstück aus Ei und Avocado (S. 181)	Schinken mit rotem Krautsalat (S. 192)	Garnelen-Korma mit Kokos-Blumenkohl-Reis (S. 232)
3	Cremiger grüner Smoothie (S. 183)	Dunkles Roggenbrot mit Ei und Spinat (S. 190)	Steak mit Steinpilzen (S. 222)
4	Haferbrei mit Pistazien und Chia (S. 180)	Gebratene Sardinen in Paprikaschoten (S. 206)	Rogan Josh vegan (S. 234)
5	Hartgekochte Eier mit würzigem Spargel (S. 176)	Wurzelgemüse-Suppe mit Kurkuma (S. 200)	Spanisches Melanzani-Gericht mit Chorizo (S. 219)
6	Würziges Kurkuma-Pilz-Omelett (S. 191)	Schnelle Erbsen-Spinat-Suppe (S. 199)	Pfefferhähnchen aus dem Wok (S. 223)
7	Lachs-Ei-Muffins mit Schnittlauch (S. 179)	Instant-Misosuppe mit Pilzen und Grüngemüse (S. 198)	Würste mit Pilzen und Frühkohl (S. 224)

Speiseplan für 3 Mahlzeiten pro Tag – Woche 2

Tag	Frühstück	Mittagessen	Abendessen
8	Würziger Mango-Smoothie (S. 184)	Hackfleisch-Erbsen-Pfanne mit Nudeln (S. 196)	Gedämpfter Schellfisch mit Thai-Gewürzen (S. 230)
9	Haferbrei mit Pistazien und Chia (S. 180)	Tapenade mit Fetakäse (S. 187)	Schnelle chinesische Lachspfanne (S. 216)
10	Hartgekochte Eier mit würzigem Spargel (S. 176)	Linsen-Kokos-Suppe (S. 201)	Garnelen-Korma mit Kokos-Blumenkohl-Reis (S. 232)
11	Würziges Kurkuma-Pilz-Omelett (S. 191)	Pasta-Pesto-Salat zum Mitnehmen (S. 213)	Tapenade mit Fetakäse (S. 187)
12	Lachs-Ei-Muffins mit Schnittlauch (S. 179)	Knackige Zucchini-Canapés auf dreierlei Art (S. 188)	Knoblauch-Garnelen mit Zucchinetti und Spaghetti (S. 204)
13	Omelett mit Tomaten und Basilikum (S. 182)	Gebratener Chicorée mit Senf und Walnüssen (S. 261)	Makrelensalat mit roten Beten und roten Zwiebeln (S. 210)
14	Schnelles Frühstück aus Ei und Avocado (S. 181)	Miso-Auberginen-»Steaks« mit gerösteten Möhren und Cashewkernen (S. 208)	Hähnchen-Kebabs mit Zitrone und Thymian (S. 194)

Speiseplan für 2 Mahlzeiten pro Tag – Woche 1

Tag	Frühstück	Mittagessen	Abendessen
1	Zerdrückte Avocado auf dunklem Roggenbrot (S. 189)		Würste mit Pilzen und Frühkohl (S. 224)
2		Chili-Limetten-Tunfisch mit Bohnen und Mangowürfeln (S. 227)	Garnelen-Korma mit Kokos-Blumenkohl-Reis (S. 232)
3	Lachs-Ei-Muffins mit Schnittlauch (S. 179)		Pfefferhähnchen aus dem Wok (S. 223)
4		Linsensalat mit Granatapfel und Feta (S. 212)	Balsamico-Schweinesteaks mit Knoblauch-Bohnenpüree (S. 220)
5	Schnelles Frühstück aus Ei und Avocado (S. 181) & 1 Bananen-Cranberry-Riegel für unterwegs		Spanisches Melanzani-Gericht mit Chorizo (S. 219)
6		Makrelensalat mit Roten Beten und roten Zwiebeln (S. 210)	Gebratener Kabeljau mit nussigen Brokkoli (S. 229)
7	Haferbrei mit Pistazien und Chia (S. 180)		Kurkuma-Blumenkohl mit Dhal (S. 236)

Speiseplan für 2 Mahlzeiten pro Tag – Woche 2

Tag	Frühstück	Mittagessen	Abendessen
8		Graupensalat mit Kürbiskernen (S. 215)	Gebratener Kabeljau mit nussigen Brokkoli (S. 229)
9	Haferbrei mit Pistazien und Chia (S. 180)		Schnelle chinesische Lachspfanne (S. 216)
10		Pasta-Pesto-Salat zum Mitnehmen (S. 213)	Garnelen-Korma mit Kokos-Blumenkohl-Reis (S. 232)
11	Lachs-Ei-Muffins mit Schnittlauch (S. 179)		Pfefferhähnchen aus dem Wok (S. 223)
12		Avocado-Kichererbsen-Salat mit Minze (S. 207)	Würste mit Pilzen und Frühkohl (S. 224)
13	Haferbrei mit Pistazien und Chia (S. 180)		Hähnchen-Linsen-Curry (S. 226)
14		Einfache Speck-Ei-Muffins (S. 178) und Linsen-Kokos-Suppe (S. 201)	Hackfleisch-Erbsen-Pfanne mit Nudeln (S. 196)

Einige kurze Bemerkungen zur »wissenschaftlichen Methode«

Was Menschen an Gesundheitsratschlägen besonders verwirrend finden, sind die vielen Widersprüche. Einmal heißt es, Fett wäre schlecht für uns, dann wieder, es wäre gut. Vor nicht allzu langer Zeit sagte man uns noch, Eier wären zu meiden, weil sie so viel Cholesterin enthalten. Jetzt erzählt man uns, Eier enthalten hochwertiges Eiweiß und sind ein sehr guter Start in den Tag.

Wie kann das sein? Und woher weiß man, was nun stimmt?

Ernährungswissenschaft ist, wie jede Wissenschaft, einem Wandel unterworfen, weil es immer wieder neue Erkenntnisse aus Studien gibt. Aber die Beweiskraft ist nicht bei allen Studien gleich, manche sind verlässlicher als andere. Hier ist ein kurzer Überblick über Arten von Studien und ihre Beweiskraft.

1. Tierstudien (wenig Beweiskraft)

Neue Diäten und andere Ideen werden häufig an Tieren, etwa Ratten und Mäusen, getestet. Experimente an Kleintieren kosten nicht viel. Oft ist das ein guter Ausgangspunkt für die Erforschung der Wirkung eines bestimmten Nahrungsmittels oder einer chemischen Substanz auf den Menschen. Aber Tierstudien können auch irreführend sein. Das ist ein Grund für die vielen widersprüchlichen Meldungen in den Medien. Dass etwas für eine Ratte gut oder schlecht ist, bedeutet nicht automatisch, dass es beim Menschen genauso wirkt.

Ich erinnere mich an Behauptungen, der Genuss von Kaffee würde Krebs verursachen. Diese Überzeugung ging fast ausschließlich auf Tierstudien zurück, in denen Ratten riesige, völlig unrealistische Dosen einer chemischen Substanz verabreicht wurden, die man in geröstetem Kaffee findet, etwa Acrylamid. Die Weltgesundheitsorganisation sagt, Acrylamid wäre »wahrscheinlich krebserregend«.

Sollten Sie Ihre Kaffeetasse also gleich wieder hinstellen? Sicher nicht. Zahlreiche Humanstudien zeigen, dass Kaffee verschiedenste gesundheitliche Vorteile bringt. Ein neuerer Übersichtsartikel[41] zeigte, dass Kaffeetrinker ein geringeres Risiko für Leber-, Prostata- und Kolonkarzinom sowie für Typ-2-Diabetes, Parkinson und Herzerkrankung haben. Je mehr Kaffee Sie trinken – bis zu drei oder vier Tassen pro Tag – desto größer die Vorteile.

In geröstetem Kaffee können sich winzige Mengen an Acrylamid finden, er enthält aber auch mehr als 1000 andere natürliche Substanzen, viele davon mit antioxidativer, antientzündlicher oder krebshemmender Wirkung. Die einzige Gruppe, die sich wirklich Gedanken machen muss, wie viel Kaffee sie trinkt, sind schwangere Frauen. Es gibt nämlich Hinweise, dass viel Kaffee mit einem geringen Geburtsgewicht des Kindes, einer Frühgeburt oder sogar einer Fehlgeburt assoziiert sein kann.

Ich zitiere in diesem Buch Tierstudien, versuche diese jedoch, wo möglich, durch Humanstudien zu untermauern.

2. Offizielle Richtlinien (eher schwach)

Nicht viel mehr Beweiskraft besitzen offizielle Richtlinien, einfach weil sie häufig veraltet sind und auf unvollständiger Wissenschaft basieren.

Dass Erdnussallergien, eine ernste, mitunter tödliche Erkrankung, heute in epidemischem Ausmaß auftreten, liegt zum Teil an wohlgemeinten offiziellen Empfehlungen, die vor einigen Jahrzehnten ausgegeben wurden. Als Clare mit unserem ersten Sohn schwanger war, sagte man mir, sie müsse Erdnüsse meiden und dürfe auch dem Kleinkind keine Erdnüsse geben. Es leuchtete ein, dass Kinder nicht auf Erdnüsse reagieren würden, wenn sie diesen nicht ausgesetzt waren.

Diese Empfehlung erwies sich als völlig falsch, heute empfiehlt man genau das Gegenteil.

Studien zeigten im Verlauf der letzten zehn Jahre, dass das Risiko eines Kindes, eine Erdnussallergie zu entwickeln, überhaupt nicht damit zusammenhängt, ob die Mutter während der Schwangerschaft Erdnüsse gegessen hat.

Man weiß mittlerweile sogar, dass der Verzehr erdnusshaltiger Lebensmittel (ab einem Alter von vier Monaten) bei Kleinkindern das Risiko einer Erdnussallergie reduziert. Ironischerweise ist das bei Kindern, die ein genetisches Risiko aufweisen, weil beispielsweise die Eltern gegen Erdnüsse allergisch sind, besonders wichtig.

Ein weiteres Beispiel für gut gemeinte Empfehlungen, die verheerende Folgen hatten, ist die Anti-Fett-Kampagne, die in den frühen 1980er-Jahren begann. Es schien nur logisch, dass Fett fett machen würde. Wenn man Fett in den Ausguss schüttet, verstopft er sich, das muss bei den Arterien des Menschen genauso sein …

Die Botschaft war immer schon etwas komplexer als »Fett ist schlecht und Kohlenhydrate sind gut«, aber so wurde sie letztlich ausgelegt. Gesunde Fette wie Milch, Joghurt, Eier, fetter Fisch und Nüsse wurden verteufelt. Stattdessen nutzten Nahrungsmittelhersteller die Chance, um ihre Produkte mit Stärke und Zucker vollzustopfen und dann als »gesund« zu verkaufen, weil sie »fettfrei« oder »cholesterinfrei« waren.

Und diese Anti-Fett-Kampagne läuft immer noch, obwohl sie wissenschaftlich auf schwachen Beinen steht und seit Jahrzehnten gegenteilige Beweise vorliegen.

3. Kohortenstudien (mäßige Beweiskraft)

Viele unserer Überzeugungen in Bezug auf »gesunde Ernährung« sind auf Kohortenstudien zurückzuführen. Diese arbeiten mit einer Gruppe von Menschen, die etwas gemeinsam haben (beispielsweise im Gesundheitsbereich arbeiten). Sie werden einer Reihe von Tests unterzogen und müssen Fragebögen ausfüllen, dann werden sie über viele Jahre beobachtet.

Ein gutes Beispiel dafür ist »The Health Professionals Follow-up Study«[42], die im Jahr 1986 begonnen wurde. Die Teilnehmer sind 51.529 Zahnärzte, Pharmazeuten, Osteopathen und Tierärzte, die bei Studienbeginn mittleren Alters waren.

Unter anderem zeigte diese Studie, dass eine Ernährung nach Art der Mittelmeerdiät im Alter zu weniger Gedächtnisproblemen führt.

4. Randomisierte kontrollierte Studien (hohe Beweiskraft)

Der Schwachpunkt bei Kohortenstudien ist, dass man Ursache und Wirkung nie genau kennt. Stellt man beispielsweise fest, dass Menschen mit mediterraner Ernährungsweise länger leben, weiß man nicht, ob das nur an der Ernährung liegt oder ob diese Menschen sich vielleicht auch mehr bewegen und generell mehr auf ihre Gesundheit achten. Die Forscher versuchen, solche Faktoren zu berücksichtigen, wissen aber dennoch nie mit Sicherheit, ob sie Gleiches mit Gleichem vergleichen.

Daher sind randomisierte kontrollierte Studien so wichtig – bei diesen wird eine Gruppe von Menschen zufällig Behandlungsgruppe A oder Behandlungsgruppe B zugewiesen und eine Zeitlang beobachtet. Randomisierte kontrollierte Studien spielen in diesem Buch eine wichtige Rolle.

Weitere Messgrößen und Tests

Die folgenden Tests sind hilfreich, aber nicht unerlässlich. Einige davon übernimmt vielleicht Ihre Krankenkasse.

Blutdruck – Ein hoher Blutdruck erhöht das Risiko für Herzerkrankung und Schlaganfall. The New Fast Diet wird Ihren Blutdruck senken. Rasch. Wenn Sie derzeit Blutdruckmedikamente nehmen, werden Sie mit Ihrem Arzt über eine Dosisverringerung sprechen müssen, damit der Wert nicht zu weit absinkt.

HbA1c – Dieser Wert sagt uns, wie viel Glukose im Blut an Hämoglobin gebunden ist, und offenbart damit, wie hoch Ihr Blutzuckerspiegel im Verlauf der letzten 2–3 Monate im Durchschnitt war.

LFT – Ein Leberfunktionstest kann zeigen, ob sich in Ihrer Leber zu viel Fett angesammelt hat, das dort Entzündungen und erhöhte Leberenzymwerte hervorruft. The New Fast Diet reduziert das Fett in der Leber sehr effizient.

Blutfette – Hier wird das Cholesterinprofil ermittelt. Dieses sagt etwas über Ihr Risiko für Schlaganfall oder Herzerkrankung aus und verbessert sich gewöhnlich durch The New Fast Diet.

Harnstoff & Elektrolyte – Dabei werden diverse Salze in Ihrem Blut bestimmt, die Aufschluss über die Nierenfunktion geben. Übergewicht oder Diabetes können ernste Nierenprobleme hervorrufen.

Großes Blutbild – Dies zeigt, ob Ihre Werte im Normalbereich liegen.

Schilddrüsenfunktionstests – Die Schilddrüse ist eine kleine Drüse direkt unter der Haut im Hals, die den Stoffwechsel steuert. Eine Unterfunktion der Schilddrüse führt zu Müdigkeit und Gewichtszunahme. Wenn Sie eine Schilddrüsenunterfunktion vermuten, sollten Sie vor Beginn einer Diät einen Funktionstest machen, um dieses Problem auszuschließen.

Insulinspiegel und Insulinresistenz

Die Gefahren, die von einem hohen Insulinspiegel und von Insulinresistenz ausgehen, werden in meinen Büchern häufig erwähnt. Dies sind keine Standardtests, jedoch auf Anfrage möglich.

Messung des Bauchfetts

Neben der Messung des Bauchumfangs wäre auch ein DXA-Scan zu erwägen. Ein DXA-Scan, eigentlich Doppelröntgen-Absorptiometrie, ist eine Ganzkörperuntersuchung mit geringer Röntgenstrahlung zur Messung des Fett- und Muskelanteils sowie der Knochendichte.

Wenn Sie, wie ich, ein TOFI (»Thin Outside, Fat Inside«, außen schlank, innen fett) sind, offenbart diese Untersuchung, wie viel Bauchfett Sie haben. Es sollte in den ersten Wochen der New Fast Diet rapide weniger werden.

LITERATURHINWEISE

1. www.nhs.uk/live-well/healthy-weight/top-diets-review/

2. Trends in U.S. Per Capita Consumption of Dairy Products, 1970–2012. USDA, 2014. www.ers.usda.gov/amber-waves/2014/june/trends-in-us-per-capita-consumption-of-dairy-products-1970–2012/. Gross L, Li Li et al. Increased consumption of refined carbohydrates and the epidemic of type 2 diabetes in the United States: an ecologic assessment. *Amer J Clin Nutr*, 2004. https://academic.oup.com/ajcn/article/79/5/774/4690186

3. *New York Times* – »Always Hungry? Here's Why«

4. Trends in U.S. Per Capita Consumption of Dairy Products, 1970–2012. USDA, 2014. www.ers.usda.gov/amber-waves/2014/june/trends-in-us-per-capita-consumption-of-dairy-products-1970–2012/

5. »Which Foods May Be Addictive?« https://journals.plos.org/plosone/article?id=10.1371/journal.pone.0117959

6. www.crsociety.org/index.html

7. Fabien Pifferi et al. Caloric restriction increases lifespan but affects brain integrity in grey mouse lemur primates. *Communications Biology*, 2018 DOI: 10.1038/s42003-018-0024-8

8. Valter D. Longo et al. Prolonged Fasting Reduces IGF-1/ PKA to Promote Hematopoietic-Stem-Cell-Based Regeneration and Reverse Immunosuppression. *Cell Stem Cell*, 2014; 14 (6)

9. www.thetimes.co.uk/article/eat-less-live-longer-the-diet-that-holds-the-key-to-staying-young-2t662n633)
10. Carter S, Clifton PM and Keogh JB. Effect of Intermittent Compared With Continuous Energy Restricted Diet on Glycemic Control in Patients With Type 2 Diabetes. *Diabetes Res Clin Pract.*, 2016. www.ncbi.nlm.nih.gov/pubmed/27833048
11. Harvie M, Wright C, et al. The effect of intermittent energy and carbohydrate restriction v. daily energy restriction on weight loss and metabolic disease risk markers in overweight women. *Br. J Nutr.*, 2013. www.ncbi.nlm.nih.gov/pubmed/23591120
12. Harvie M, Sims AH et al. Intermittent energy restriction induces changes in breast gene expression and systemic metabolism. *Breast Cancer Res.*, 2016. www.ncbi.nlm.nih.gov/pubmed/27233359
13. Antoni R, Johnston KL et al. Intermittent v. continuous energy restriction: differential effects on postprandial glucose and lipid metabolism following matched weight loss in overweight/obese participants. *Br J Nutr.*, 2018. www.ncbi.nlm.nih.gov/pubmed/29508693
14. Megumi Hatori, Christopher Vollmers et al. Time restricted feeding without reducing caloric intake prevents metabolic diseases in mice fed a high fat diet. *Cell Metab.*, 2012. www.ncbi.nlm.nih.gov/pmc/articles/PMC3491655
15. Antoni R, Robertson TM et al. A pilot feasibility study exploring the effects of a moderate time-restricted feeding intervention on energy intake, adiposity and metabolic physiology in free-living human subjects. www.cambridge.org/core/services/aop-cambridge-core/content/view/S2048679018000137
16. Gabel K, Hoddy K et al. Effects of 8-hour time restricted feeding on body weight and metabolic disease risk factors in obese adults: A pilot study. *Nutr. Healthy Aging*, 2018. https://www.ncbi.nlm.nih.gov/pmc/articles/PMC6004924/

17. Pierce JP, Faerber S et al. The Women's Healthy Eating and Living (WHEL), 2016.
18. Taylor R, Lean M. DiRECT (Diabetes Remission Clinical Trial), 2017. www.ncl.ac.uk/press/articles/archive/2017/12/directstudy/
19. Rogelholm M, Larsen TM et al. PREVention of diabetes through lifestyle Intervention and population studies in Europe and around the World. *Nutrients*, 2017. www.ncbi.nlm. nih.gov/pubmed/28632180
20. Jebb S, Astbury N et al. Doctor Referral of Overweight People to a Low-Energy Treatment (DROPLET) in primary care using total diet replacement products. bmjopen.bmj.com/content/7/8/e016709
21. Purcell K, Sumithran P et al. The effect of rate of weight loss on long-term weight management: a randomised controlled trial. *Lancet Diabetes Endocrinol*, 2014. www.ncbi.nlm.nih.gov/pubmed/25459211
22. Keys, A, Brozek, J, Henschel, A, Mickelsen, O, Taylor, HL. The biology of human starvation (2 vols). Oxford, England: Univ. of Minnesota Press, 1950. http://psycnet.apa.org/record/1951-02195-000
23. Zauner C, Schneeweiss B et al. Resting energy expenditure in short-term starvation is increased as a result of an increase in serum norepinephrine. *Am J Clin Nutr*, 2000. www.ncbi.nlm.nih.gov/pubmed/10837292
24. Gomez-Arbelaez D, Crujeiras AB et al. Resting metabolic rate of obese patients under very low calorie ketogenic diet. *Nutr Metab*, 2018. /www.ncbi.nlm.nih.gov/pmc/articles/PMC5816424/
25. Taylor R, Lean M. DiRECT (Diabetes Remission Clinical Trial), 2017. https://www.ncl.ac.uk/press/articles/archive/2017/12/directstudy/
26. Schor J. Prevención con Dieta Mediterránea. *Nat Med J*, 2015. www.naturalmedicinejournal.com/journal/2015-02/prevención-con-dieta-mediterránea-cohort-2-years-later
27. Lassale C, Batty GD et al. Healthy dietary indices and risk of depressive outcomes: a systematic review and meta-analysis of observa-

tional studies. *Molecular Psychiatry*, 2018. www.nature.com/articles/s41380-018-0237-8

28. Shai I, Schwarzfuchs D et al. Weight Loss with a Low-Carbohydrate, Mediterranean, or Low-Fat Diet. *N Engl J Med*, 2008. www.nejm.org/doi/full/10.1056/NEJMoa/0708681

29. Gepner Y, Shelef I et al. Effect of Distinct Lifestyle Interventions on Mobilization of Fat Storage Pools: CENTRAL Magnetic Resonance Imaging Randomized Controlled Trial. *Circulation*, 2018.

30. Jakicic JM, Davis KK et al. Effect of Wearable Technology Combined With a Lifestyle Intervention on Long-term Weight Loss. *JAMA*, 2016. www.ncbi.nlm.nih.gov/pubmed/27654602

31. Gillen JB, Martin BJ et al. Twelve Weeks of Sprint Interval Training Improves Indices of Cardiometabolic Health Similar to Traditional Endurance Training despite a Five-Fold Lower Exercise Volume and Time Commitment. *PLoS One*, 2016. www.ncbi.nlm.nih.gov/pubmed/27115137/

32. Khatib HK et al. The effects of partial sleep deprivation on energy balance. *EJCN*, 2016. www.nature.com/articles/ejcn 2016201

33. Jacka F, O'Neil A et al. A randomised controlled trial of dietary improvement for adults with major depression (the ›SMILES‹ trial). *BMC Medicine,* 2017. bmcmedicine.biomedcentral.com/articles/10.1186/s12916-017-0791-y

34. Byrne NM, Sainsbury A et al. Minimising Adaptive Thermogenesis And Deactivating Obesity Rebound. *Intern Jnl of Obesity*, 2017. www.nature.com/articles/ijo2017206

35. Moro T, Tinsley G et al. Effects of eight weeks of time-restricted feeding (16/8) on basal metabolism, maximal strength, body composition, inflammation, and cardiovascular risk factors in resistance-trained males. *Jnl of Translational Med*, 2016. https://translational-medicine.biomedcentral.com/articles/10.1186/s12967-016-1044-0

36. VanWormer J, Linde JA et al. Self-weighing Frequency is Associated with Weight Gain Prevention over Two Years among Working Adults. *Int. J. Behav. Med.*, 2012. www.ncbi.nlm.nih.gov/pmc/articles/PMC3474347/

37. Poncela-Casasnovas J, Spring B et al. Social embeddedness in an online weight management programme is linked to greater weight loss. *J R Soc Interface*, 2015. www.ncbi.nlm.nih.gov/pubmed/25631561

38. Gorin A, Phelan S et al. Involving support partners in obesity treatment. *J. Consult Clin Psychol*, 2005. www.ncbi.nlm.nih.gov/pubmed/15796642

39. Carriere K, Khoury B et al. Mindfulness-based interventions for weight loss: a systematic review and meta-analysis. *Obes Rev*, 2018. www.ncbi.nlm.nih.gov/pubmed/29076610

40. Kaiser Permanente Study Finds Keeping a Food Diary Doubles Diet Weight Loss. *Amer J Prev Med*, 2008. https://share.kaiserpermanente.org/article/kaiser-permanente-study-finds-keeping-a-food-diary-doubles-diet-weight-loss/

41. Poole R, Kennedy O et al. Coffee consumption and health: umbrella review of meta-analyses of multiple health outcomes. *BMJ*, 2017. www.bmj.com/content/359/bmj.j5024

42. Health Professionals Follow-up Study. https://sites.sph.harvard.edu/hpfs/

SACHREGISTER

REZEPTREGISTER